AF551846

Birgit Rusche-Hecker & Sonja Macke

Hundephobie

Birgit Rusche-Hecker
Sonja Macke

Hunde-phobie

Die Angst überwinden, befreit leben

SILBERSCHNUR VERLAG

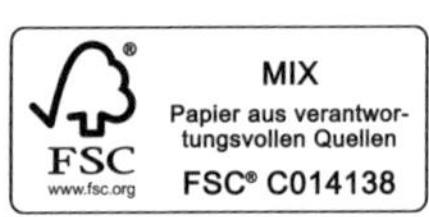

ISBN: 978-3-89845-597-8

1. Auflage 2018

Gestaltung & Satz: XPresentation, Güllesheim
Umschlaggestaltung: XPresentation, Güllesheim; unter Verwendung verschiedener Motive von © Phollapat, © FCSCAFEINE, www.shutterstock.com
Druck: Finidr, s.r.o. Cesky Tesin

Verlag »Die Silberschnur« GmbH · Steinstraße 1 · D-56593 Güllesheim
www.silberschnur.de · E-Mail: info@silberschnur.de

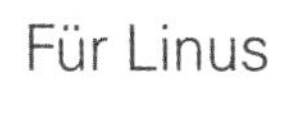

Für Linus

Unmöglich – sagt deine Angst,
zu viel Risiko – deine Erfahrung,
sinnlos – dein Zweifel,
versuch's – flüstert dein Herz.

(Verfasser unbekannt)

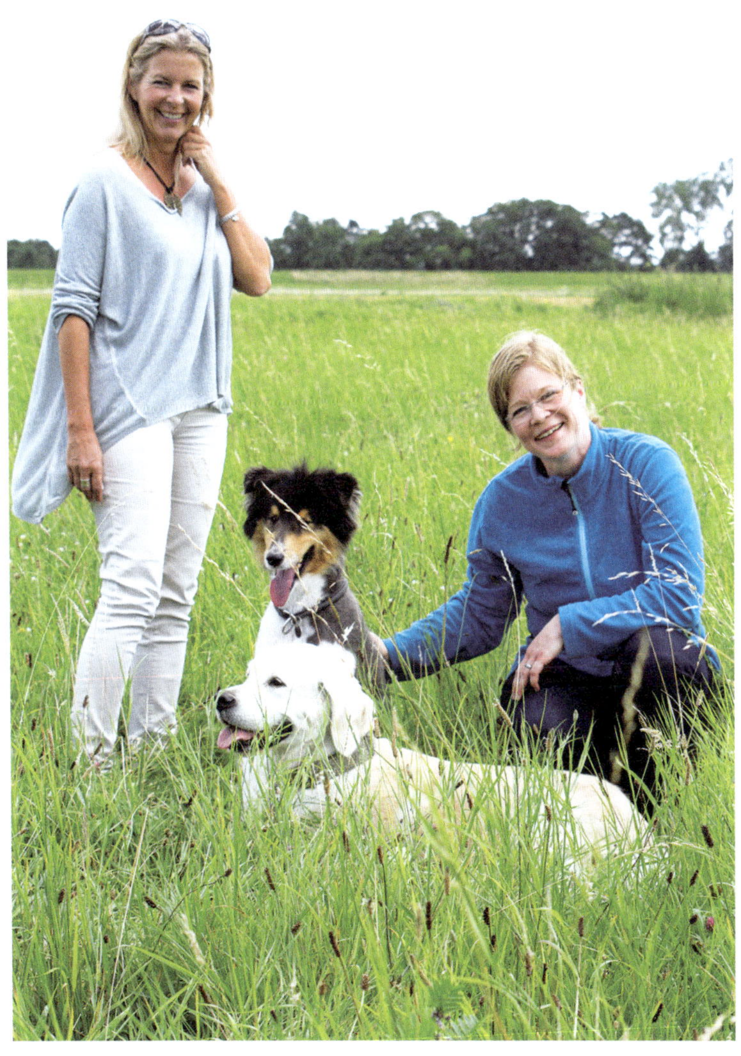

Therapeutin Birgit Rusche-Hecker (links), Collie Merlin (hinten), Golden Retriever Linus (vorne) und Sonja Macke nach der Therapie im Jahr 2014. (Foto: © photografik-gemmel.de)

Inhaltsverzeichnis

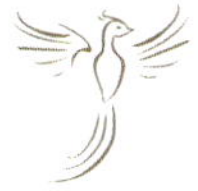

1. Kapitel

Was du von diesem Buch erwarten darfst und warum wir es geschrieben haben

Was kannst du von diesem Buch erwarten?

- Eingangs führen wir dich an das Thema Angst vor Hunden heran. Es geht darum, dass du deine eigene Angst besser verstehst und einordnen kannst. Dazu vermitteln wir Hintergrundwissen.
- Im Mittelteil findest du wichtige Informationen, wie z. B. das kleine Hunde-Einmaleins, alltagstaugliches Wissen und Verhaltenstipps für Hundephobiker. Ziel ist es, dass du dich, mit diesem Know-how ausgerüstet, bei künftigen Begegnungen mit Hunden sicherer fühlen kannst.
- Schließlich erläutern wir dir die Option einer Hundephobie-Therapie. Was beinhaltet sie und wie funktioniert eine solche Therapie? Worauf lassen sich Betroffene ein und welche Erfahrungen haben andere damit gemacht? Antworten darauf sollen dir helfen, die eigene Entscheidung treffen zu können, ob eine Therapie der richtige Weg für dich sein könnte.

Warum wir dieses Buch geschrieben haben

Wir, das Autorenteam, möchten mit diesem Buch dazu beitragen, die Lebensqualität von Menschen mit einer Hundeangst zu verbessern.

Sonja (Klientin und Autorin) ... wollte einen Ratgeber schreiben, wie sie ihn gebraucht hätte!

Nach der Therapie konnte ich nicht fassen, dass ich diese kleinen, aber so wertvollen Informationen über Hund und Mensch nicht früher in meinem Leben erfahren hatte. Es hätte so schön sein können, wenn ich schon früher keine Angst vor Hunden gehabt hätte. Rückblickend war es fast erschreckend einfach gewesen, sich von der Angst zu befreien.

Wie oft habe ich nach der Therapie gedacht: Wie vielen Menschen mag das wohl genauso gehen mit ihrer Angst vor Hunden? Und wie viele von ihnen werden womöglich nie eine Therapie beginnen und nie dieses Lebensgefühl spüren, das sich breitmacht, sobald man sich entspannt in einer Welt mit Hunden bewegen kann - ohne schneller zu atmen, ohne Herzrasen, ohne Ausflüchte und Umwege. Wenn man das Leben genießen kann, egal ob ein Hund in der Nähe ist oder nicht - das ist so toll!

Spontan wollte ich es am liebsten hinausschreien in die Welt und alle anstecken mit meiner Freude über die Befreiung. Es erschien mir dann aber doch sinnvoller, meinen kleinen, aber wertvollen Erfahrungsschatz gezielt an die Menschen weiterzugeben, die ihn brauchen können. So kam die

Idee, ein Buch zu schreiben, wie ich es mir vor der Therapie gewünscht hätte: ein Mix aus Ratgeber, Erfahrungsbericht und Mutmacher!

Mit den Aha-Effekten, die ich während der Therapie erlebt habe, setzte Schritt für Schritt ein echter Sinneswandel ein, der mich in der Anwesenheit von Hunden immer gelassener werden ließ. Ich möchte mit diesem Buch so gerne die kleinen Tipps und Tricks weiterreichen, die mir Birgit an die Hand gegeben hat, denn es gab so viele Missverständnisse zwischen den Hunden und mir! Wie oft dachte ich in der Therapie: "Ach so ist das!" Im Prinzip war ich eine echte Hunde-Legasthenikerin. Ich konnte das Hundeverhalten einfach nicht lesen und habe daher wie in einem Teufelskreis immer weiter schlechte Erfahrungen gesammelt, wie andere Leute Briefmarken.

Da es keinen Ratgeber für Menschen mit Angst vor Hunden gab, habe ich Birgit am Ende der Therapie gefragt, ob sie sich nicht vorstellen könnte, ein solches Buch mit mir zu verfassen. Gesagt - getan. Nun hältst du es in deinen Händen und ich hoffe, das Buch ermutigt und inspiriert dich dabei, deinen eigenen Weg zu finden, dich von der Angst zu befreien!

Birgit (Therapeutin und Autorin) ... möchte ihre schönen Erfahrungen mit Hunden auch anderen ermöglichen!

Nachdem ich gemeinsam mit meinen Therapiehunden Lissy, Linus und Merlin viele Menschen in ein freieres Leben ohne Angst vor Hunden begleiten durfte, wiesen mich meine Klienten des Öfteren darauf hin, dass es kaum Literatur über Hundephobie gibt. Sie hatten mir ihre unterschiedlichen Erfahrungen auf ihrer Suche nach Hilfe geschildert und ich wunderte mich, warum es so schwer sein sollte, Menschen mit ihrer Angst vor Hunden weiterzuhelfen.

In meiner Arbeit war auffällig, dass ALLE Klienten nach der ersten Stunde gerne in die Praxis kamen, gerne neue Schritte wagten und vor allem schon nach wenigen Stunden innerhalb weniger Wochen ein wesentlich freieres Leben führten. Aber alle hatten vor Beginn der Therapie verständlicherweise große Angst, diesen ersten Schritt in die Praxis zu wagen.

Irgendwann wuchs in mir der Gedanke, ein Buch zu schreiben, damit die Betroffenen sehen können, dass es Möglichkeiten gibt, die ihnen aus ihrer Angst heraushelfen können, ohne die Angst noch größer werden zu lassen und ohne dass sie neue Schocksituationen erleben müssen.

Als Sonja mich dann eines Tages darauf ansprach, entstand die Idee, dieses Projekt gemeinsam anzugehen, denn eine ehemals Betroffene kann am besten erklären, wie es im Inneren eines Menschen aussieht, der sein Leben lang vor Hunden auf der Flucht war.

Eine kurze Gebrauchsanleitung für das Buch

Zu Risiken und Nebenwirkungen ein liebevoller Hinweis:

Liest du als Betroffener dieses Buch, so sei bitte ganz achtsam mit dir und gönne dir zwischendurch Pausen. Vieles von dem, was Sonja berichtet, wird dir bekannt vorkommen und dich möglicherweise an negative Situationen erinnern oder sogar belasten. Es steckt auch einfach viel "Hund" in diesem Buch - das will wohl dosiert sein. Lass dir also genügend Zeit und betrachte das Buch als eine Art "Workbook", in dem du dir einzelne Abschnitte vornimmst und nicht alles auf einmal ... .

Und noch ein Tipp: Brauchst du zwischendurch eine Portion Ermunterung? Dann spring zu Kapitel 6 und lies, wie es sich anfühlt, wenn man die Angst überwunden hat. Lasse dich motivieren von den Erfahrungsberichten ehemals Betroffener!

Anrede:

Für den Fall, dass du dich wunderst, dass wir dich duzen, sei hier kurz angemerkt, dass dies kein Zufall ist und auch keine jovial anmutende Anmaßung sein soll. Angst ist ein sehr persönliches Thema und wir möchten dich daher sehr persönlich ansprechen. Das geht leichter über das "Du", weil sich dein Unterbewusstsein dadurch schneller angesprochen fühlt.

Gender:

Wir haben bewusst davon abgesehen, gendergerecht immer sowohl feminine als auch maskuline Begriffe zu verwenden, weil der Lesefluss aus unserer Sicht dadurch massiv gestört wird. Selbstverständlich haben wir unsere Texte für ALLE Menschen, egal welchen Geschlechts, geschrieben.

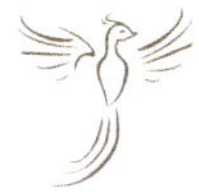

2. Kapitel
Die Angst vor Hunden

Die Angst vor Hunden hat einen Namen: *Hunde- oder Kynophobie*.

In Deutschland sind schätzungsweise 0,8 bis 1,6 Mio. Menschen von dieser Angst betroffen. Viele von ihnen versuchen täglich, Hundebegegnungen so gut es geht zu vermeiden, und leben in ständiger Alarmbereitschaft, um jederzeit gewappnet zu sein, falls ein Hund in ihre Nähe kommen sollte. Und das kann häufig geschehen, denn in Deutschland leben rund 9 Millionen Menschen mit mindestens einem Hund zusammen.

Menschen mit Angst vor Hunden trauen sich häufig nicht, allein in einen Park zu gehen oder ein Restaurant zu besuchen. Ein Strandurlaub im Süden, wo häufig herrenlose Hunde frei umherlaufen, ist für die meisten von ihnen undenkbar.

Für die Betroffenen bedeutet die alltägliche Begegnung mit Hunden eine ständige Auseinandersetzung mit ihrer Angst und großen Stress, was nicht selten auch zu einer deutlichen Einschränkung des eigenen Lebensraums führt. Daraus resultieren wiederum Hilflosigkeit und Verzweiflung. Häufig kann ihr Umfeld die Ängste nicht nachvollziehen oder gar ernst nehmen. Die dadurch zusätzlich aufkommenden Emotionen wie Wut und Schuld können sehr zermürbend sein.

Dies kann schließlich auch zu sozialen Problemen führen, wenn z. B. Einladungen von Freunden, die Hunde haben, nicht wie bei anderen Menschen Freude auslösen, sondern blanke Angst. Selbst wenn Mitmenschen Verständnis zeigen und den Familienhund aus Rücksicht in einem anderen Raum unterbringen, missfällt dies verständlicherweise allen Beteiligten, denn immerhin wird ein Familienmitglied ausgesperrt. Ein Hundephobiker möchte schließlich nicht als Zumutung empfunden werden oder für Unannehmlichkeiten sorgen.

Gleichzeitig jedoch braucht es *immer* den Schutz desjenigen, der Angst hat - ganz gleich, wie alt diese Person ist, denn Angst vor Hunden können Menschen in jeder Altersstufe haben.

Etliche Betroffene verbringen viele verzweifelte Jahre, in denen sie negative Erlebnisse mit Hunden sammeln, ohne Hoffnung auf einen Weg, der aus ihrer Misere hinausführt. Aber den gibt es, und wir werden die dafür hilfreichen Möglichkeiten vorstellen!

Ist es nur »ein bisschen Angst« oder eine »echte Hundephobie«?

Die Haltung zu Hunden ist von Mensch zu Mensch unterschiedlich, je nachdem wie die Prägung in seiner Kindheit aussah und welche Erfahrungen er mit Hunden sammeln durfte.

Nehmen wir einmal eine Skala von 0 bis 10, um dies zu verdeutlichen. Bei 0 finden wir die Hundeliebhaber und bei 10 die Menschen mit extrem großer Angst vor Hunden.

0 - 1 - 2 - 3 - 4 - 5 - 6 - 7 - 8 - 9 - 10

Hundeliebhaber Hundephobiker

Kategorie 0-2 (z. B. Birgit):

Es gibt Menschen, die lieben Hunde über alles und freuen sich sehr, wenn sie einen sehen. Wenn es ihnen irgendwie möglich ist, werden sie wahrscheinlich auch mit einem vierbeinigen Freund zusammenleben. Viele von ihnen setzen sich aus Liebe zu ihnen sogar im Tierschutz für Hunde ein und verbringen so einen großen Teil ihrer Freizeit mit dem Thema "Hund".

Menschen, die keine generelle Angst vor Hunden haben, werden jedoch auch vor dem einen oder anderen Hund einen gesunden und natürlichen Respekt haben und für genügend Abstand sorgen.

Kategorie 3-5:

Diese Menschen haben nichts gegen Hunde, interessieren sich aber auch nicht so sehr für sie wie die Hundeliebhaber. Sie betrachten die Hunde eher neutral.

Kategorie 5-6:

In dieser Kategorie finden wir Menschen, die sich durch Hunde verunsichert fühlen. Sie können sich aber in ihrer Nähe aufhalten, ohne großen Stress zu empfinden. Diese Menschen denken bei bevorstehenden Spaziergängen oder anderen Anlässen nicht darüber nach, ob ihnen ein Hund begegnen könnte, sondern reagieren erst dann mit Unbehagen, wenn er sich in ihre Nähe bewegt. Sie empfinden in ihrem Leben keine Einschränkungen durch ihre Angst, auch wenn sie Hunde lieber von hinten sehen.

Kategorie 7–8:

Menschen aus dieser Kategorie prüfen, ob sich ein Hund in der Nähe oder an dem Ort befindet, den sie aufsuchen möchten. Sie möchten kontrollieren, wann ihnen ein Hund begegnen könnte, um ihm möglichst aus dem Weg zu gehen. Hundehalter erkennen diese Menschen daran, dass sie beim Entgegenkommen ihren Gang verlangsamen und verunsichert auf den Hund schauen. Man erkennt an ihrer versteinerten Mimik, dass sie sich unwohl fühlen. Wenn es ihnen irgendwie möglich ist, bitten sie darum, den Hund anzuleinen, was dann jeder Hundehalter hoffentlich auch umgehend und verständnisvoll tun wird.

Kategorie 9–10 (z. B. Sonja vor der Therapie):

Für jemanden, der sich selbst mit seiner Angst eher bei einer 10 einstufen würde, ist die Angst vor Hunden nicht mehr kontrollierbar. Sie bricht über die Betroffenen herein und löst mitunter Atemnot, Schweißausbrüche, Fluchtreflexe, Zittern, Erstarren oder bei manchen Betroffenen sogar Schreien aus. Diese Menschen befinden sich in einer absoluten Notsituation und brauchen Hilfe. Sätze wie “Der tut nichts” helfen hier nicht! Die Betroffenen spüren Panik und ihr Überlebenstrieb übernimmt die Regie.

Sie möchten am liebsten weder ein Bild von einem Hund sehen noch über Hunde sprechen, geschweige denn einem begegnen.

Ihr Leben ist geprägt davon, schon im Vorfeld zu überlegen, welchen Weg sie einschlagen, wenn sie zum Einkaufen gehen, in welchem Restaurant keine Hunde erlaubt sind und wo man sich mit Freunden treffen kann, die selbst Hunde haben. Schlimm für sie sind die Einladungen zu lieben Menschen, die Hunde haben, denn dann stehen sie vor der Herausforderung, die Panik dem anderen zuliebe auszuhalten, und leben bereits Tage vor dem Termin in erhöhter Alarmbereitschaft.

Wo würdest du dich selbst auf der Skala von 0–10 einstufen?

0 - 1 - 2 - 3 - 4 - 5 - 6 - 7 - 8 - 9 - 10

Hundeliebhaber Hundephobiker

Wenn du zu den Menschen gehörst, die sich zwischen 5 und 10 eingestuft haben, was wäre für dich bei Hundebegegnungen, oder möglicherweise sogar schon vorher, unterstützend hilfreich? Und wie könntest du ab heute schon besser für dich sorgen? (Nutze den Bereich auf der nächsten Seite für deine Notizen.)

Hilft es dir vielleicht, wenn jemand an deiner Seite ist?

Lerne und vor allem erlaube dir, gut für dich zu sorgen. Du hast Angst und darfst um Hilfe bitten. Du kannst Mitmenschen fragen, ob sie dich in bestimmten Situationen begleiten und unterstützen können, bis du deine Angst überwunden hast.

Begegnest du das nächste Mal einem Hund und es sind Menschen in deiner Nähe, dann konzentriere dich auf diesen positiven Umstand bzw. Beistand (und nicht so sehr auf den Hund). Denke dir immer wieder: "Ich bin nicht allein!" Vielleicht kannst du dann schon nach und nach kleine Funken von Sicherheit spüren und anfangen, sie zu sammeln.

Hilft es dir vielleicht, wenn der Hund an die Leine genommen wird?

Möglicherweise fällt es dir schwer, bei Begegnungen Hundehalter zu bitten, den Hund anzuleinen, weil du dich wie gelähmt fühlst. Wenn es aber hilfreich für dich sein kann, fragst du vielleicht im Vorfeld deine Begleitung, ob sie bei einer Begegnung den Halter für dich ansprechen würde. Sagt deine Begleitung dir diese Hilfe zu, kannst du dich bereits im Vorfeld sicherer fühlen. Irgendwann kommt der Tag, an dem du es vielleicht selbst schaffst, den Halter darum zu bitten.

Weitere praktische Tipps, die den Alltag von Hundephobikern erleichtern sollen, findest du in Kapitel 4, doch zuvor möchten wir dir helfen, die Angst besser zu verstehen. Denn erst wenn wir den Grund und die Absicht der Angst erkennen, können wir sie möglicherweise eines Tages abstreifen und hinter uns lassen.

Woher kommt die Angst?

Therapeutin: Es kann jeden »treffen«

Erst einmal: Du hast nichts falsch gemacht!

Die Klienten, die Angst vor Hunden haben, stammen aus allen Altersgruppen und kommen mit unterschiedlichen Hintergründen in meine Praxis. Einige können ihre Angst nicht direkt mit einem unerfreulichen Kontakt zu einem Hund oder gar einem Angriff in Verbindung bringen, andere haben sich als Kind erschreckt, weil ein Hund plötzlich und bellend auf sie zugelaufen kam, und wieder andere haben von ihren Eltern gelernt, dass Hunde gefährlich seien und beißen könnten.

Leicht nachvollziehbar ist die Angst vor Hunden nach einem Angriff. Interessanterweise kommen diese Fälle jedoch eher selten vor.

In einer Therapie ist es daher wichtig, die Historie des jeweiligen Klienten genau zu erfassen, um einen individuellen Therapieplan zu erstellen, der darauf abzielt, einen sichereren

Umgang mit Hunden im Alltag (Park, Besuch bei Freunden usw.) zu erlernen (mehr dazu in Kapitel 5).

Meist kommen Erwachsene mittleren Alters in die Therapie, die viele Jahre versucht haben, ihre Angst zu verdrängen, und feststellen, dass ihr Leidensdruck dennoch immer größer wird. Andere werden Eltern und wollen ihre Angst nicht auf ihre Kinder übertragen.

Therapeutin: Die Angst vor Hunden ist nicht angeboren!

Wie es im besten Fall sein sollte: Hundeprägung ohne angstauslösende Vorfälle.

Ich wage zu behaupten, dass erst einmal jeder Mensch ohne Hundephobie geboren wird. Als Kinder gehen wir neugierig und offen auf Tiere zu und wollen sie berühren, genauestens erforschen und herausfinden, wie das andere Wesen sich anfühlt und "funktioniert".

Eltern, die eine Annäherung unter Aufsicht erlauben, weil das Tier ungefährlich und ihnen bekannt ist, ermöglichen ihrem Kind eine wertvolle Erfahrung, indem es eine angenehme Interaktion mit einem anderen Lebewesen erleben darf. Das muss natürlich auch für den Hund angenehm sein, sonst wäre ein weiterer, zukünftiger Kontakt für den Vierbeiner (und jedes andere Lebewesen) schwierig und das kommt leider auch oft vor. Es ist daher wichtig, dass Eltern und Hundehalter darauf achten, dass es Kind **und** Hund im Kontakt miteinander gut geht und auf beiden Seiten keine Grenzen überschritten werden, damit ein Kind sich bei einem unbeaufsichtigten Kontakt nicht erschreckt oder anderweitig zu Schaden kommt. Dies liegt meist in der Unachtsamkeit der verantwortlichen

Erwachsenen und sollte tunlichst vermieden werden - zum Schutz für das Kind **und** zum Schutz für den Hund.

Unbewusste Prägung:

Spürt ein Kind während einer neugierigen Annäherung an einen Hund die Anspannung eines begleitenden Erwachsenen oder wird es ferngehalten mit dem Hinweis "Nicht anfassen, der beißt", dann wird das Kind zukünftig eher keinen weiteren Versuch der Annäherung an einen Hund wagen, denn es glaubt und vertraut ja dem Erwachsenen. In einem solchen Moment wird im kindlichen Gehirn quasi ein Warnschild installiert, auf dem geschrieben steht: "Hunde sind gefährlich."

Beim nächsten Mal, wenn das Kind einen Hund sieht, wird es, ohne dass es jemals selbst schlechte Erfahrungen mit Hunden gemacht hat, sich unsicher fühlen und höchstwahrscheinlich die Nähe der Mutter suchen, vielleicht wird es sogar die Straßenseite wechseln oder gar aus Angst weinen oder schreien. Die vorab erhaltene Information über dieses Tier mit den großen Zähnen bleibt im kindlichen Erfahrungsschatz bis auf Weiteres abgespeichert, ohne erneut geprüft worden zu sein. So kann es vorkommen, dass ein Erwachsener eine Angst vor Hunden entwickelt hat, ohne dass er je selbst einen verstörenden Kontakt zu einem Hund erlebte.

Es gibt auch echte Warnschilder - nicht nur die in unseren Köpfen! Tagtäglich sehen wir Warnschilder an Gartentoren und Hauseingängen, oft mit dem Konterfei eines Schäferhundes und dem Hinweis: "Vorsicht, bissiger Hund!" Diese Schilder werden von allen Passanten mehr oder weniger bewusst wahrgenommen, vertiefen jedoch beim Hundephobiker mit jedem Lesen die Angst, denn hier findet er eine Bestätigung –

schwarz auf weiß! Dabei sind die wenigsten Hunde wirklich bissig! Die Schilder entsprechen daher nur selten der Wahrheit!

Schlechte Erfahrungen:

Wird ein Mensch angegriffen, so wird er künftig dafür sorgen, dass er sich nicht erneut in dieselbe Gefahrensituation begibt. Kam es also zu einem Übergriff oder einer Beißattacke durch einen Hund, so wird der Organismus des erschrockenen oder gar verletzten Menschen sinnvollerweise eine Angst vor Hunden entwickeln, um das eigene Überleben zu sichern und frühzeitig Alarm zu schlagen. Das ist völlig natürlich und eine sinnvolle Überlebensstrategie.

Verschiebung – Wenn die Angst im Hund ein anderes Objekt gefunden hat:

Gab es in der Historie der Klienten keinerlei Vorfälle mit Hunden, so kann ihre Angst auch durch eine sogenannte Verschiebung entstanden sein. In diesen Fällen sorgt unsere Psyche für eine scheinbare Lösung: Sie "verschiebt" einen ungelösten Konflikt im Inneren der Betroffenen, der aus anderen Lebensbereichen stammt, auf ein Objekt, wie z. B. auf Hunde, Spinnen, Tunnel, Aufzüge.

Zu Beginn einer Therapie gegen die Angst vor Hunden muss also genau geprüft werden, ob die Angst wirklich mit Hunden zu tun hat oder ob eine andere Ursache der Grund sein könnte. Diese Ursache gilt es zu beheben, denn ansonsten helfen wir den Betroffenen zwar, sich von ihrer Hundephobie zu befreien, in der Folge jedoch würde sich die unterdrückte Angst ein neues Objekt suchen müssen. Das könnte bedeuten, dass diese Menschen in der Zukunft statt Hunde beispielsweise eher Aufzüge meiden wollen.

Klientin: Die Angst vor Hunden – ein Teil von mir!

Bis zum Alter von 40 Jahren - vor meiner Therapie - kannte ich mich selbst nicht ohne Angst vor Hunden. Die Angst begleitete mich seit meiner Kindheit und war zu einem Teil von mir geworden, mit dem ich zu leben gelernt hatte. Woher die Angst rührte, weiß ich nicht mehr. Ich war die einzige Betroffene in unserer Familie.

Es gibt aber eine Vermutung: Meine Mutter erzählte mir, dass ich als Kleinkind im Buggy mit etwa einem Jahr von einem großen Hund angesprungen wurde und dass ich zunächst nicht reagierte. Ich war wie eingefroren in meiner Schockstarre und konnte erst später weinen.

Nie traute ich mich als Kind, nah an Hunden vorbeizugehen oder vorbeizuradeln. Ich starrte ihnen häufig in die Augen, um zu sehen, was sie wohl als Nächstes im Sinn hatten, und um keine bösen Überraschungen zu erleben. Mein Herz raste, ich schwitzte. Ich zog sie offensichtlich magisch an. Sie rannten hinter mir her, wenn ich flüchten wollte, sie sprangen an meinem Rad hoch, sie kläfften und sprinteten mir in einem mörderischen Tempo entgegen - am Strand, beim Joggen oder auch beim Inlineskaten. Nirgendwo fühlte ich mich sicher.

Ich kann mich an keine einzige schöne Begegnung mit einem Hund in meiner Kindheit erinnern. In unserem Verwandtenkreis hatte niemand einen Hund, weshalb ich auch nie die Gelegenheit hatte, freundliche Hunde näher kennenzulernen. Die Nachbarn hatten einen scharfen Wachhund im Zwinger, meine Freundin einen Schäferhund, der weggesperrt werden musste, wenn ich kam, und sehr entfernte Verwandte hatten einen wie verrückt bellenden Hofhund an der Kette.

Angst – ein genialer Mechanismus unseres Körpers!

Dass wir mit Angst reagieren, ist zunächst als wichtiges Warnsignal unseres Körpers zu verstehen, welches unser Überleben sichern soll. Die Klienten, die Angst vor Hunden haben, äußern häufig, dass ihr Kopf eigentlich wisse, dass sie keine Angst zu haben brauchen, ihr Körper aber reagiere völlig gegensätzlich mit Zittern, Schwitzen, Erstarren, Atemnot und vielen anderen Symptomen. Wir würdigen daher zunächst erst einmal den genialen Einsatz des Organismus, den betroffenen Menschen schützen zu wollen. Das ist enorm wichtig, denn bislang wurde dieser Mechanismus als Makel betrachtet, der das Leben behindert hat. Nicht selten haben sich Angstpatienten dafür selbst verurteilt oder wurden nicht ernst genommen.

Im Verlauf der Sitzungen bei einer Therapie gegen die Angst vor Hunden wird immer wieder diese "Warn-Instanz" überprüft. Der Klient lernt, seine Körpersignale wahrzunehmen, ernst zu nehmen und ihnen zu vertrauen, während wir schrittweise einen sicheren Kontakt zum Hund aufbauen. So lernt das Nervensystem nach und nach, dass es nicht mehr "unkontrolliert" Alarm zu schlagen braucht, weil das Objekt "Hund" mittlerweile immer mehr als kontrollierbar und ungefährlich eingestuft werden kann. (Siehe hierzu auch die Angst als Gradmesser und Tempomat auf S. 42 ff).

Indem er lernt, nach innen zu spüren, findet der Klient immer mehr in seine Selbstermächtigung zurück. Er fühlt sich zunehmend selbstsicherer.

Klientin: Eine Beichte vorweg

Ich habe Hunde immer als etwas Feindliches, Nerviges, Störendes, Überflüssiges betrachtet. In meiner absoluten Hilflosigkeit habe ich auch nie "der Hund" gedacht, wie ich im Folgenden bei meinen Berichten aber immer "politisch korrekt" schreiben werde. In Wahrheit habe ich in meinem Kopf gepöbelt. Oft war es "der Scheißköter" und dieser "dämliche Hundehalter". Ich wollte mir damit selbst Mut machen. Das war rückblickend wirklich traurig, denn es hat ja noch nicht einmal geholfen. *Das* hätte ich mir sparen können. Weil Hunde so feine Antennen haben, habe ich sie mit meinen Gedanken wahrscheinlich sogar zutiefst beleidigt. Aber späte Einsicht ist immer noch besser als keine Einsicht, und heute - nachdem ich meine Angst vor den Hunden überwunden habe - denke ich sowieso nur noch "der Hund" - ganz neutral! Daher möchte ich mich an dieser Stelle bei allen Hunden, die mir in meinem "früheren Leben" begegnet sind, entschuldigen!

Wenn Angst vor Hunden Betroffene in ihrem Lebensraum einschränkt

Therapeutin: Den eigenen Lebensraum langsam und sicher ausdehnen

Viele Klienten leiden massiv darunter, dass sie sich durch ihre Angst eingeschränkt fühlen.

So kam eine Klientin in die Praxis, die nicht mehr in Urlaubsländer fahren wollte, von denen sie wusste, dass dort Hunde auf den Straßen leben. Sie konnte den gegenüberliegenden Park nicht besuchen und vor dem Verlassen ihrer Haustür suchte sie die Straße nach Hunden ab, damit sie sicher zu ihrem Auto gelangen konnte.

Dass solche Einschränkungen bei den meisten Menschen irgendwann zu Frustration, Wut und Verzweiflung führen, ist mehr als verständlich.

Klientin: Umwege und Stress aushalten? Normal. Erst als Mutter wuchs der Drang, die Angst zu überwinden.

Hörte ich hinter mir die kratzenden Krallen der Pfoten auf dem Asphalt oder ein Halsbändchen klingeln, stockte mir der Atem und mein Körper ging in den Betriebszustand "alarmbereit". Hunde, die sich von hinten näherten, haben mich immer noch nervöser gemacht als Hunde, die von vorne auf mich zukamen. Da ich es grundsätzlich erst gar nicht dazu kommen lassen wollte, die erzieherischen Fähigkeiten der Hundebesitzer auf die Probe zu stellen, habe ich vor der Therapie meist versucht, durch Umwege oder spontane Planänderungen die Kontrolle über die beängstigende Situation zu übernehmen, indem ich sie schlichtweg vermied. Gerne habe ich daher Umwege in Kauf genommen und die Straßenseite gewechselt, wenn mir ein Vierbeiner mit Herrchen entgegenkam. Das habe ich erst bewusst abgestellt, als ich Mutter wurde, mit meinen Kindern unterwegs war und auf keinen Fall meine Angst auf sie übertragen wollte. Dann habe ich den Stress lieber ausgehalten und versucht, mir nichts anmerken zu lassen.

Situationen, die eigentlich Spaß machten und zur Entspannung beitragen sollten, wurden zur Tortur, wenn ein Hund in der Nähe war, wie beispielsweise ein Mutter-Kind-Treff bei einer Familie mit Hund oder ein Spaziergang am Strand. Joggen hatte ich für mich komplett abgehakt. Selbst beim Inlineskaten hatte ich nach einem Vorfall ein mulmiges Gefühl und Angst, dass mir erneut ein kleiner Hund kläffend hinterherrennen würde.

Mit anderen Menschen an meiner Seite, die keine Angst vor Hunden hatten, gelang es mir deutlich besser, auf Umwege und Vermeidungstechniken zu verzichten. Aber alleine wäre ich nie an einem Strand spazieren gegangen. Zumindest nicht zur Erholung!

Besuchte ich Hundebesitzer, konnte ich mich nie wohlfühlen, egal wie ich mich verhalten habe: Teils habe ich versucht, mir meine Angst nicht anmerken zu lassen, dann aber raste mein Herz in gewissen Situationen und meine Gedanken kreisten fast permanent um das Tier, mich und mögliche Konfrontationen. Ich ging auch nicht auf die Toilette, wenn ich "mal musste", sondern dann, wenn der Weg zufällig frei wurde. An Entspannung war nicht zu denken. Im Vergleich zu anderen Gästen hatte ich bei dieser Strategie immer das Gefühl, dass meine Distanz zum Tier als Unhöflichkeit oder sogar als Gefühllosigkeit interpretiert wurde. Während andere im Gegensatz zu mir bei der Begrüßung das Tier ausgiebig kraulten, mit ihm spielten oder sich ganz vernarrt äußerten, wie toll der Hund sei, fühlte ich mich doch oft etwas allein. Offensichtlich hatten die Hunde ein Näschen für mein Gefühl der Einsamkeit, denn nicht selten kam es vor, dass sich der Hund bei der Kaffeerunde dann ausgerechnet auf meine Füße legte. Dann blieb ich wie angewurzelt sitzen und wollte eigentlich aufhören zu atmen, um sicherzugehen, dass er sich auf keinen Fall von mir gestört fühlen würde.

Eine andere Strategie war, die Angst anzusprechen. Dann jedoch wurde der Hund meist vom Geschehen verbannt und guckte ganz traurig durch die Terrassentür, so dass ich ein schlechtes Gewissen bekam. Meist wurde der Umstand dann auch nett gemeint von der Gastgeberin kommentiert ("Der soll ruhig mal draußen bleiben!") oder der Hund wurde laut angemeckert, wenn er zurückkam, weil vielleicht ein Kind die Tür aufgelassen hatte. Dann war das Gespräch in der Runde jäh unterbrochen, weil der Hund harsch zurück nach draußen diktiert wurde - für mich. Darüber war ich zwar grundsätzlich froh, aber die Stimmung war dann doch etwas getrübt auf allen Seiten, zumindest habe ich das so empfunden.

Das alles hat mich zwar eingeschränkt und vor allen Dingen angestrengt, war für mich aber irgendwie normal und ich hatte mich damit abgefunden.

Mögliche Nebenwirkungen der Angst: Wut und Schuldgefühle

Die Angst kommt selten allein!

Für Betroffene gesellen sich oft weitere negative Gefühle zu ihrer Angst vor Hunden. Die Angst selbst ist nur das Epizentrum. Häufig kommen zur eigentlichen Angst weitere Gefühle, die den Umgang mit der Phobie erschweren. Ein typisches Beispiel ist die Wut, die aufkommt, wenn ein Hundephobiker auf einen Hundebesitzer trifft, der einfach nicht verstehen kann, dass jemand Angst vor einem Hund haben kann - und dann auch noch vor seinem. Das sind die Menschen, die nicht einschätzen und nachempfinden können, welches Verhalten als Hundebesitzer angemessen und rücksichtsvoll wäre.

Umgekehrt fühlen sich Betroffene aber auch nicht viel besser, wenn extra für sie spezielle Maßnahmen ergriffen werden, beispielsweise wenn ein Hundephobiker einen Hundebesitzer besucht und der Gastgeber dann deshalb spontan sein unwilliges Kind mit dem Angstobjekt Hund "Gassi" schickt, damit der Hund nicht mehr in der Nähe ist. Dann stellt sich einfach kein gutes und entspanntes Gefühl ein - obwohl dies alles sehr nett gemeinte und rücksichtsvolle Maßnahmen sind. Das ist unangenehm, und obwohl der Hund nicht da ist, spürt der Betroffene: Die Angst ist ein Problem - für mich, für die anderen und für den Hund letztlich auch.

Oft schleichen sich bei Menschen mit Hundephobie auch Schuldgefühle ein, dass sie etwas falsch gemacht und das Verhalten des Hundes provoziert haben könnten. Das kann aus Unwissenheit tatsächlich vorkommen, denn die Erfahrung zeigt: Die meisten Situationen, in denen der Angstpegel über die Maßen ansteigt und Begegnungen als dramatisch oder sogar traumatisch empfunden werden, passieren mit wenig sozialisierten Hunden oder mit Hunden, die selbst ein Problem oder sogar Angst vor Menschen haben.

Klientin:
Die Wut über das Unverständnis vieler Hundebesitzer!

"Der tut nichts!" Dieser Satz half mir als Kind nie - und als Erwachsene erst recht nicht. Vielmehr löste er irgendwann Aggressionen in mir aus. Ich habe ihn einfach zu oft gehört, wenn Hunde auf mich zuhetzten, an mir hochsprangen, mich ankläfften oder ein Verhalten an den Tag legten, was mir große Angst machte. Alternativ hörte ich oft: "Der will doch nur spielen!" "Ja, aber ich nicht!", dachte ich mir, war aber zu gelähmt, um ad hoc irgendwie sinnvoll und selbstbewusst verbal dem Halter gegenüber zu reagieren. Leider fehlt es offensichtlich vielen Hundebesitzern an Verständnis für Menschen mit Angst vor Hunden. Das kann ich in gewisser Weise nachvollziehen, da sie ja ihre Vierbeiner über alles lieben und es engste Familienmitglieder sind, die ihnen auf Schritt und Tritt folgen. Es sind in ihren Augen schließlich keine Monster. Aber in manchen Fällen führte dieser Satz lediglich dazu, dass das Hundeverhalten, das mich ängstigte, ungebremst zugelassen wurde. Das machte mich in meiner Situation, die ich ja ohnehin schon als belastend genug empfand, immer unglaublich wütend. Diese Äußerung löste in mir das Gefühl aus, ich sei nur unfähig zu verstehen, dass mir der Hund doch nur durchs Gesicht lecken wolle, mich aber nicht umbringen würde. Ich wollte das aber einfach nicht! Ich hatte eben Angst vor dem Hund, ich kannte ihn nicht und wollte nicht, dass er mir zu nahe kommt. Und was zu nahe war, entschied in der Situation eben mein Gefühl - und im besten Fall hatte der Hundebesitzer eine Antenne dafür.

An dieser Stelle möchte ich mich aber auch bei allen sehr rücksichtsvollen Hundehaltern bedanken, die ihre Hunde auf Wald-, Radwegen oder Bürgersteigen zur Seite genommen haben und Platz machten, bis ich vorbeigegangen oder -geradelt war. Auch das habe ich zum Glück oft erlebt!

Übrigens, was dir das Herrchen über den Hund verrät und was du vom Hundehalter erwarten darfst, kannst du ab Seite 93 nachlesen.

Wie äußert sich die Angst und was kann helfen?

Therapeutin:

Angst vor Hunden kann sich individuell je nach Mensch ganz verschieden zeigen.

- Manche können sogar Freunde besuchen, weil sie wissen, dass deren Hund umgänglich ist.
- Andere hören nur einen Hund bellen und geraten schon in Panik.
- Wieder anderen steht der Schweiß auf der Stirn, wenn ein Hund direkt auf sie zugelaufen kommt.

In allen Fällen ist es so, dass die Betroffenen ihre Reaktion auf den Hund *nicht* steuern können. Das ist eine enorm wichtige Information, auch für Familienangehörige und Freunde. Ist die Angst erst einmal ausgelöst, so kann man sie nicht kontrollieren! Sätze wie "Der ist lieb" oder "Da musst du doch keine Angst haben" helfen nicht!

Es gibt auch einen guten Grund, warum das so ist: Wie wir bereits gelernt haben, wird die Angst von einem Areal in unserem Gehirn gesteuert, das unser Überleben sichern möchte. Dieses Areal reagiert nicht auf Sprache oder Logik - und das ist auch gut so. Säßen wir nämlich am Lagerfeuer und würden unser Würstchen grillen, während sich von hinten der Säbelzahntiger nähert, dann wäre es überlebenswichtig, SOFORT die Flucht zu ergreifen. Dieser Bereich des Gehirns schlägt in bedrohlichen Situationen sofort Alarm, wodurch entsprechende

Funktionen im Körper ausgelöst werden, die uns die spontane Flucht ermöglichen.

Würden wir in einem solchen Moment anfangen, nachzudenken oder uns die Situation schönzureden, könnte uns dies das Leben kosten. Jeder, der einmal richtig Angst hatte, wird sich erinnern, dass das rationale Gehirn, mit dem wir rechnen oder logisch denken, in solchen Momenten in den Hintergrund gedrängt wird, so dass wir darauf keinen Zugriff haben. Hier geht es schlichtweg um das nackte Überleben. Diese Zustände erleben Menschen mit chronischen Ängsten jeden Tag, und das bedeutet für sie dauerhaft eine enorme Erregungsspannung, die sie irgendwie aushalten müssen. Erst wenn der Organismus sich wieder sicher fühlt, sinkt die innere Anspannung und das "Alltagsgehirn" nimmt seine Arbeit wieder auf, kann rechnen, sprechen, logisch denken oder lachen. Nur in einem solch entspannten Modus ist es möglich, Neues zu erlernen und hilfreiche Strategien zu entwickeln. Das wäre im Alarmzustand nicht möglich.

Was hilft also wirklich?
Hier schon einmal ein kurzer Überblick:

Zunächst einmal ist es wichtig, die Angst als Alarmsignal ernst zu nehmen und sie als wichtigen Mechanismus des eigenen Organismus anzuerkennen und nicht zu bekämpfen.

Anschließend braucht der Betroffene für mögliche Hundebegegnungen einen "Strohhalm", der ihm ein wenig Sicherheit vermittelt und an den er sich klammern kann.

Schnelle Tipps für die Soforthilfe, damit du jetzt schon etwas Neues versuchen kannst (ausführliche "Hilfsmaßnahmen" in Kapitel 4):

Ist der Betroffene allein und kann der Situation nicht ausweichen, so

- kann er leise ein Lied summen,
- tief in den Bauch atmen,
- die Oberschenkel anspannen und
- am Hund vorbeischauen.

Ist jemand bei ihm,

- kann die Hand einer Begleitung,
- eine beruhigende Stimme,
- die Bitte, den Hund anzuleinen,
- den Ort zu verlassen

Erleichterung bringen.

Langfristige Hilfe (ausführlich beschrieben in Kapitel 5):

Um die Angst dauerhaft zu überwinden, hilft eine spezielle Therapie.

Die oben beschriebene Stress- und Paniksituation und die Unfähigkeit von Körper und Geist, in dem Zustand aufnahme- und lernfähig zu sein, zeigt, dass der Schlüssel zum Erfolg darin liegt,

- dass der Betroffene zwar früher oder später in einer Therapiesituation seinem “Angstobjekt” begegnet,

- dass der Therapeut aber zugleich dafür Sorge trägt, dass sich das Stresslevel des Klienten während der Therapie immer weit unter dieser hohen Erregungsschwelle befindet.

Das ist nur bei einer behutsamen und schrittweisen Therapiegestaltung möglich.

Die Angst – Gradmesser und Tempomat in einer Therapie

Die erste Sitzung findet in der hier vorgestellten Therapieform immer ohne Hund statt, damit der Klient sich möglichst angstfrei in die Praxis trauen kann. Der Hund kommt erst dann zum Einsatz, wenn der Betroffene bereit dazu ist. Es darf niemals Überraschungen geben.

In der ersten Therapiesitzung erfährt der Klient zunächst einmal die Hintergründe über all das, was in seinem Körper - vor allem in seinem Nervensystem - passiert, wenn er auf Hunde mit Angst reagiert. Dies macht ihn zukünftig sicherer, denn er kann der Hilflosigkeit in solchen Situationen mit mehr Verständnis für sich selbst begegnen. Er erfährt, dass er nicht Opfer seiner Angst ist, sondern einen Einfluss auf sie ausüben kann, weil er im Verlauf der Therapie die dafür notwendigen Strategien erlernt und parallel seine Angst abbaut. Der Therapeut erforscht gemeinsam mit dem Klienten akribisch dessen individuelle Angst (wann zeigt sie sich und wie schränkt sie ein?) sowie deren mögliche Ursachen. Anschließend wird ein Therapieplan entworfen, damit der Klient genau weiß, was auf ihn zukommt.

Jeder Schritt in der Therapie wird angekündigt, gemeinsam entschieden und der Betroffene darf die Intensität immer selbst mitbestimmen. Erst wenn der Klient bereit ist, dem Therapiehund zu begegnen, beginnt der praktische Teil. Im Therapieverlauf wird die "Dosis Hund" immer ein wenig mehr gesteigert, so dass dies vielleicht auch einmal eine klitzekleine Herausforderung für den Betroffenen bedeuten kann, er sich aber immer noch sicher genug fühlt, einen weiteren Schritt zu versuchen. Das wählt der Klient immer selbst. Auf diese Weise erweitert sich der sichere Raum für ihn nach und nach, so dass er immer mehr in die Selbstermächtigung und heraus aus der hilflosen Lähmung finden kann. Dies ist sehr wichtig, denn über Jahre haben die Betroffenen viele Situationen erlebt, in denen sie keine Kontrolle über Begegnungen mit Hunden hatten, und das schürt die Angst noch mehr. In der Therapie lernen sie also quasi nebenbei, dass sie die Situationen kontrollieren dürfen und sich nicht mehr ausgeliefert fühlen müssen.

Ziel der Therapie ist es, die Angst nicht zu verdrängen, sondern zu verarbeiten und sich dauerhaft von ihr zu befreien.

Dies wird möglich ...

- ... indem der Klient mehr über seine Angst (siehe Kapitel 2), über das Verhalten von Hunden allgemein und über die Signale zwischen Hund und Mensch (Kapitel 3) erfährt. Er erhält alltagstaugliche Tipps, wie er sich in typischen Situationen verhalten kann, um sich sicherer zu fühlen (siehe hierzu auch Kapitel 4 "Verhaltenstipps").

- ... durch wiederholte, kontrollierte Begegnungen zunächst mit Therapiehunden und später auch mit Hunden, die dem Klienten in Begleitung des Therapeuten draußen zufällig begegnen können.

Der Schlüssel zum Erfolg:
Werde zum Experten deiner Angst und zum Hundeversteher!

Der große Unterschied zwischen dem Verdrängen und dem Verarbeiten der Angst

Klientin: Die Angst ist eine Achterbahn!

Es konnten Tage, Monate, zum Teil auch Jahre ohne dramatische Hundebegegnungen vergehen. Das führte dazu, dass sich meine Nerven beruhigten und die Angst vor Hunden von Tag zu Tag mehr in den Hintergrund trat, so dass ich irgendwann nicht in jeder Situation mit dem Schlimmsten rechnete. Es kam sogar vor, dass ich dachte, meine Angst vor Hunden hätte nachgelassen. Dann jedoch geschah irgendein - ich nenne es immer - "Zwischenfall": Ein Hund kam mir zu nah, sprang mich an, rannte kläffend hinter mir her oder bellte mich unvermittelt aus dem Nichts an. Und dann war die Angst schlagartig präsent - von 0 auf 100. Das fühlte sich an wie eine plötzliche Explosion, die das bisschen Sicherheit, das ich zwischenzeitlich vermeintlich gewonnen hatte, vernichtete. Dazu reichte eine kurze Konfrontation mit einem aufdringlichen oder gefährlich wirkenden Hund, ein paar Sekunden, zum Beispiel während man dem Nachbarn mit dem Wachhund sein Päckchen bringt. Umgekehrt dauerte es eine gefühlte Ewigkeit, bis dieses Gefühl der Unsicherheit erneut nachließ.

Therapeutin: Der entscheidende Unterschied

Es gibt einen großen Unterschied zwischen der *Verdrängung* und der *Verarbeitung* von Angst.

Verdrängung

Solange das angstauslösende Objekt nach einer Hundebegegnung nicht mehr in der Nähe ist, kann sich das Nervensystem Betroffener wieder beruhigen. Aber eben nur beruhigen. Menschen mit Angst vor Hunden werden versuchen, Hundekontakte zukünftig so gut es geht zu vermeiden. Das ist ihre scheinbar einzige Möglichkeit, mit dieser Angst leben zu können. Überschreitet ein Hund jedoch erneut den Sicherheitsbereich des Hundephobikers, bleibt dem bereits gestressten Organismus nichts anderes übrig, als wieder mit der bisher erlernten Strategie auf die Bedrohung zu reagieren - das Nervensystem schlägt Alarm. Daher wird sich in der Folge auch nichts an der Angstreaktion ändern können, solange keine neuen Reaktionsmöglichkeiten erlernt werden.

Verarbeitung

Habe ich als Betroffener die Hundesprache und Strategien für Hundebegegnungen erlernt, so kann ich meine Angst schrittweise reduzieren und schon nach wenigen Wochen für immer hinter mir lassen. Rückfälle in alte Verhaltensmuster wird es nicht geben, denn sie wurden durch neue Strategien ersetzt. Bis diese sicher "sitzen", kann es anfangs durch überraschende Hundebegegnungen eventuell noch zu leichten Irritationen kommen, bei denen sich die alte Angst noch einmal in abgeschwächter Form zeigen kann, aber interessanterweise wird es kaum noch Vorfälle geben.

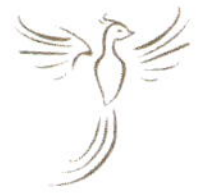

3. Kapitel

Das kleine Hunde-Einmaleins

Hundephobiker sind der festen Überzeugung, dass es der Hund, der ihnen begegnet, immer ausgerechnet auf sie abgesehen hat. Tatsächlich aber interessieren sich die wenigsten erwachsenen Hunde für fremde Menschen, es sei denn, wir haben selbst einen Hund oder leckeres Essen dabei oder sprechen den Hund freundlich an.

Hier findest du Tipps und Tricks für alltägliche Situationen mit Hunden, die das Miteinander von Angstpatienten, Hunden und Hundehaltern erleichtern können.

Das Ziel lautet: Hund und Mensch besser verstehen - sicherer im Alltag!

Hunde sind uns gar nicht so unähnlich

Therapeutin:

Junge Hunde sind wie Kinder: neugierig. Sie möchten alles und jeden erkunden und kennenlernen.

Menschen und Hunde haben vieles gemeinsam, denn sie zählen beide zu den Säugetieren. Sie kommen zur Welt und sind von Natur aus friedliche Wesen, die die Nähe ihrer Mutter und ihre Zuwendung für die Entwicklung einer gesunden Psyche und eines gesunden Körpers brauchen. Wachsen sie und wir in einer freundlichen Umgebung heran und dürfen positive Erfahrungen machen, werden Hunde wie Menschen ebenso positiv und friedvoll in die Welt gehen. Das bedeutet: Kein Mensch und kein Hund sowie kein anderes Lebewesen auf dieser Welt wird mit der Absicht geboren, einem anderen Lebewesen vorsätzlich wehzutun. Das Umfeld trägt dazu bei, welche Überlebensstrategien sich ein Lebewesen “zulegen” wird.

Im besten Fall wird das Hundekind mit seinen Geschwistern in einem Umfeld groß, das Sicherheit bietet und in dem genügend Nahrung für die stillende Mutter zu finden ist. Dies muss nicht zwingend beim Menschen sein. Es gibt genügend Hunde, die ohne menschliche Hilfe leben und sehr zufrieden sind. Diese Hunde werden sich instinktiv vom Menschen fernhalten, weil sie ihn schlichtweg nicht kennen. Nur ein Hund, der schon früh positive Erfahrungen mit unserer Spezies machen konnte, wird sich Menschen gegenüber offen und freundlich zeigen können. Hat er einmal schlechte Erfahrungen mit Menschen gemacht, so wird dieser Hund möglicherweise analog zur Hundephobie Angst vor Menschen entwickeln. Kann er Menschen ausweichen, so wird er dies auch tun wollen.

Hunde stammen vom Wolf ab und leben daher in Gruppen, im Rudel. Hier sind die Rechte und Pflichten hierarchisch verteilt. Verhält sich ein Hund nicht so, dass er dem Rudel dient, sondern ihm sogar schadet, wird er gemaßregelt oder gar ausgeschlossen. So einfach ist das. Tiere diskutieren nicht. Sie handeln. Weil die Hunde sich vor vielen tausend Jahren den Menschen angeschlossen haben, sind wir sozusagen zu ihrem Alternativrudel geworden. Sorgen wir dafür, dass ein Hund ein artgerechtes Leben führen darf und hat er eine Kinderstube genießen dürfen, in der er keine schlechten Erfahrungen gemacht hat, ist die Wahrscheinlichkeit groß, dass wir einen entspannten Vierbeiner zu unseren Freunden zählen dürfen.

Träfe ein solch sicher geprägter Hund auf einen Menschen, der Angst vor Hunden hat, so würde ihn das nicht groß irritieren. Vielleicht wäre er etwas verwundert, warum der Hundephobiker angespannt ist und "nach Angst" riecht. Der Vierbeiner wird dann mit seiner Nase herausfinden wollen, was diese Angst beim Menschen in der Umgebung ausgelöst haben könnte, und käme daher möglicherweise näher, um die Situation besser einschätzen zu können. Dass er selbst der Auslöser für die Angst eines Menschen sein könnte, darauf würde ein Hund nicht kommen.

Ein solch gelassener Vierbeiner legt sich dann häufig ausgerechnet in die Nähe des Hundephobikers, manchmal sogar auf seine Füße. Weil entspannte Hunde (alle Tiere) ein feines Gespür haben, bieten sie instinktiv ihre Nähe an, um bei einem unsicheren Menschen oder einem Tier zu dessen Beruhigung beizutragen. Tiere sind nämlich von Natur aus sehr sozial und immer darauf bedacht, dass ihre Familie in Harmonie lebt - das sichert ihr eigenes Überleben. Es ist also weder eine Drohgebärde noch eine Geste von Dominanz, wenn ein Hund sich neben dich setzt oder legt. Im Gegenteil: Der Hund möchte dir zeigen, wie ungefährlich er ist, und dich beruhigen. Wenn du dich an solche Situationen erinnerst, wirst du feststellen, dass das Tier meist tief und ruhig geatmet hat und sogar eingeschlafen ist.

Beispiel:

Meine Hündin Lissy hat sich immer mit einem kleinen Abstand neben meine Freundin gesetzt, die Angst vor Hunden hatte. Sie saß dann da wie eine Statue und war tief entspannt. Meist hatte sie die Augen sogar geschlossen, oder sie schaute meine Freundin erwartungsvoll an. Das hat Lissy oft genug von sich aus wiederholt, bis ich irgendwann erstaunt dabei zusah, wie sich die Hand meiner Freundin, während sie mich weiter anschaute und mit mir sprach, in Richtung Hund bewegte und anfing, Lissys Kopf zu streicheln. Als ich meine Freundin darauf aufmerksam machte, wunderte sie sich selbst und ihr Gehirn wollte schon den Befehl an ihre Hand geben, sich zurückzuziehen. Ihr Organismus aber hatte unbewusst mittlerweile so viel Sicherheit aufbauen können, dass er ohne weiteres Nachdenken Kontakt zu Lissy herstellen konnte. Das Eis war geschmolzen.

Anders sieht es bei einem Vierbeiner aus, der selbst ängstlich ist. Dieser könnte auf einen ängstlichen Menschen verunsichert reagieren und anfangen zu bellen oder weglaufen. Das wiederum kann den verängstigten Menschen zusätzlich verunsichern, denn er wird die Signale des Hundes höchstwahrscheinlich als drohenden Angriff interpretieren. Deshalb ist es so hilfreich für Menschen mit Angst vor Hunden, das Verhalten der Vierbeiner sicher deuten und einschätzen zu können. Erfahre im folgenden Abschnitt, warum es sich lohnt, Hunde besser zu verstehen.

Hunde lesen lernen

Klientin: Ich war eine echte Hunde-Legasthenikerin!

Wenn ich mit meinem Wissen von heute auf die Zeit vor meiner Therapie zurückblicke, dann begreife ich, dass ein Großteil meiner Ängste nicht nur auf schlechten Erfahrungen mit Hunden beruhte. Ich hatte einfach keine Ahnung und meine Unwissenheit führte zu Unsicherheit - und Panik. Missverständnisse über das Hundeverhalten lauerten hinter jeder Straßenecke. Natürlich auch, weil ich hinter jedem Hundegebaren gleich das Schlimmste vermutete. Heute muss ich feststellen: Ich konnte die Hunde nicht lesen! Ich würde zwar immer noch nicht als "Hundedolmetscher" mein Geld verdienen können, aber es hat sich doch viel verändert seit der Therapie und ich habe mir durch Birgit und ihr Übersetzungstalent einen guten Grundwortschatz der "Hundesprache" aufbauen können.

Während unserer Treffen hat sie mir immer genau erklärt, was der jeweilige Hund gerade denkt und warum er sich verhält, wie er sich verhält. Das mag banal klingen, aber es hat mir so viel Erleichterung gebracht. Das Dechiffrieren der Hundesprache hatte die Wirkung eines Geheimcodes, der auch die Tür dafür geöffnet hat, diese Wesen witzig und sympathisch finden zu können. Vor der Therapie wäre das für mich unvorstellbar gewesen! Und tatsächlich: Wir haben viel gelacht bei unseren Treffen mit den Hunden. Auch das hat sehr befreit!

Therapeutin: Verstehen heißt, Missverständnisse vermeiden und Verständnis entwickeln!

Das kennen wir alle: Reisen wir in ein fremdes Land und sprechen die Sprache nicht, kann uns dies durchaus irritieren oder gar beunruhigen, denn wir können uns nicht verständigen und verstehen nichts von dem, was Einheimische uns vermitteln möchten. Daraus können schnell Missverständnisse entstehen. Nicht verstehen zu können bzw. nicht verstanden zu werden, fühlt sich nicht gut an, denn wir können nur schwer einen Kontakt zu unserem Gegenüber herstellen. Im Kontakt zu sein liegt jedoch in unserer Natur und trägt für uns als soziale Wesen zu einem Empfinden von Sicherheit bei. Nicht anders verhält es sich, wenn ein Mensch einer anderen Spezies begegnet und ihre Körpersprache nicht versteht. Was liegt also näher, als die Sprache des Hundes, wie in unserer Thematik, zu erlernen? Tiere kommunizieren übrigens immer eindeutig, so dass ein entspanntes Schwanzwedeln beim Hund stets Freundlichkeit signalisiert, während ein Knurren immer eine Warnung bedeutet. Und doch ist es nicht ganz so einfach.

Ein Beispiel:

Mein Collie Merlin macht immer dann, während er sich gemütlich niederlässt, Geräusche, die zwar klingen wie Knurren - sein Körper ist dabei jedoch entspannt. Ein Hundephobiker würde wahrscheinlich panisch aufspringen. Ein Hundekenner erkennt dieses "Grummeln" als wohliges "Grunzen" und sieht den Hund als Ganzes.

Klientin: Leichter gesagt als getan!

Den Hund zu lesen, ihn genau zu betrachten, seine Körperspannung zu deuten oder sogar ein "Grummeln" und "Grunzen" von einem echten Knurren zu unterscheiden, das hätte bei mir vor der Therapie nicht funktioniert. Wie hätte das gelingen sollen, wenn ich paralysiert einem Hund gegenüberstand, den Atem anhielt und mich am liebsten mit einer Rakete auf den Mond geschossen hätte? Wenn ich nur den einen Gedanken hatte: "Schnell weg! - Entweder er oder ich!"

Mit der Angst im Schlepptau hatte ich vor der Therapie gar nicht die Ruhe und Gelassenheit, einen Hund genauer zu betrachten, geschweige denn ihn zu verstehen! Im Gegenteil, ich sehnte mich doch verzweifelt danach, dass ER MICH versteht und abdackelt. Erst im Laufe der Therapie konnte ich die nötige Gelassenheit in solchen Begegnungen entwickeln. Letztlich war das alles eine Frage der Übung. Wie sieht es bei dir mit einer kleinen Übung aus?

Kannst du Hunde richtig lesen? Mach den Test!

Lass die nun folgenden Hundebilder in Ruhe auf dich wirken und mache Notizen unter den Fotos:

1. **Wie wirkt der jeweilige Hund auf dich?**
   Entspannt, angespannt, fröhlich, zum Spielen aufgelegt, lebensfroh, zum Angriff bereit, genervt ...

2. **Welche Gefühle löst das Betrachten des Bildes in dir aus?**
   Übelkeit, Angst, Zittern, Schwitzen, Kälte, Verspannungen, erhöhter Puls ...

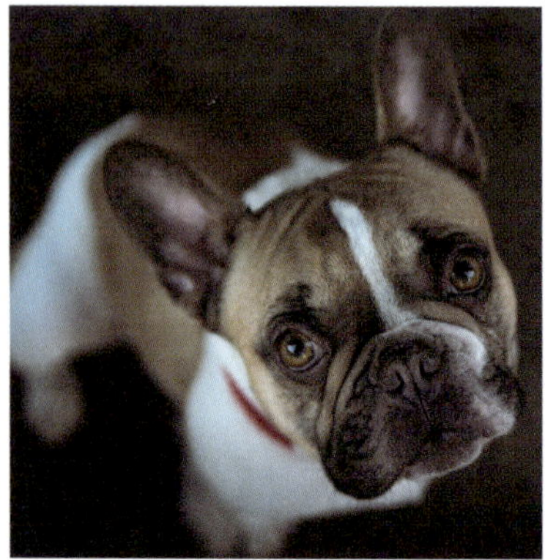

Stimmung des Hundes:

___

Dein Gefühl:

___

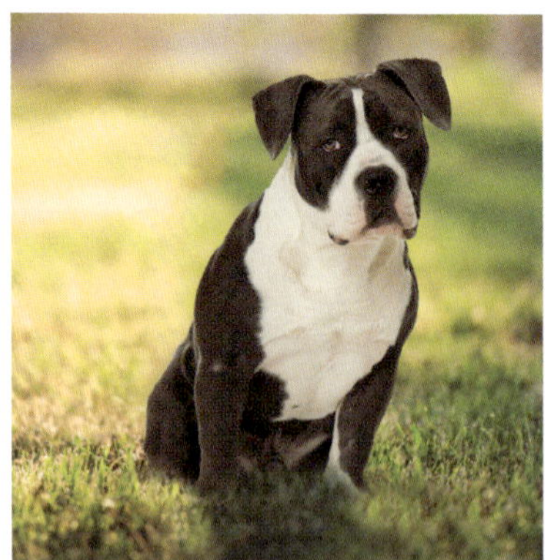

Stimmung des Hundes:

___

Dein Gefühl:

___

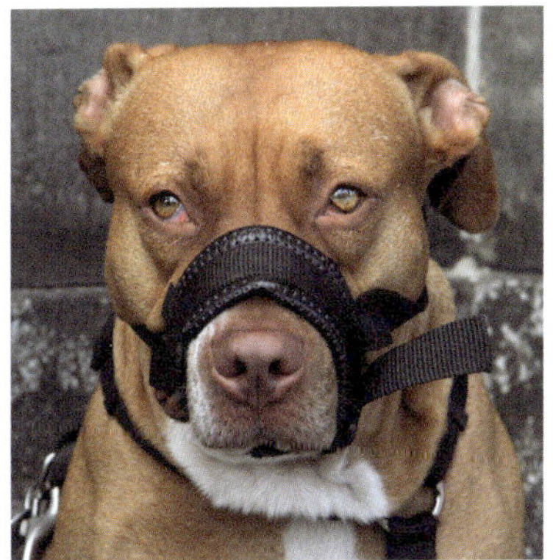

Stimmung des Hundes:

Dein Gefühl:

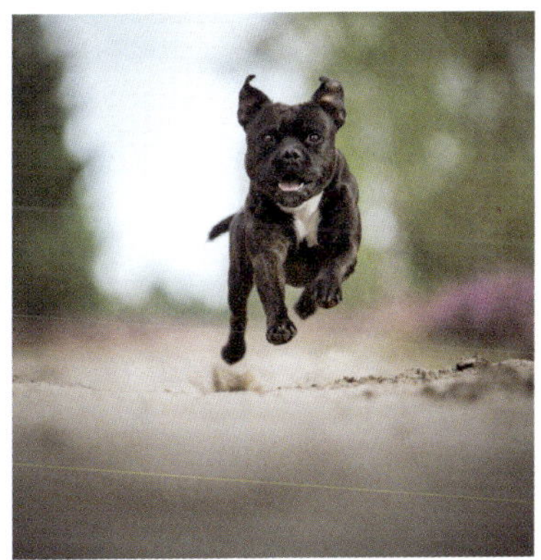

Stimmung des Hundes:

Dein Gefühl:

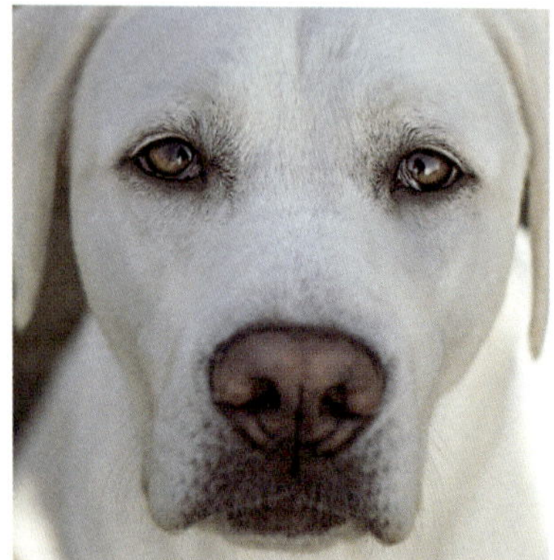

Stimmung des Hundes:

____

Dein Gefühl:

____

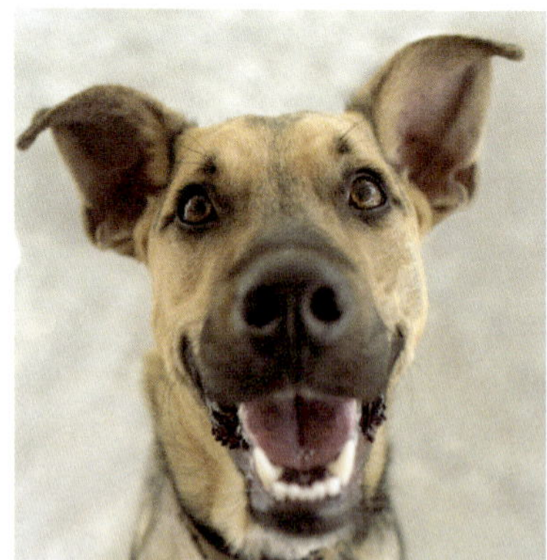

Stimmung des Hundes:

____

Dein Gefühl:

____

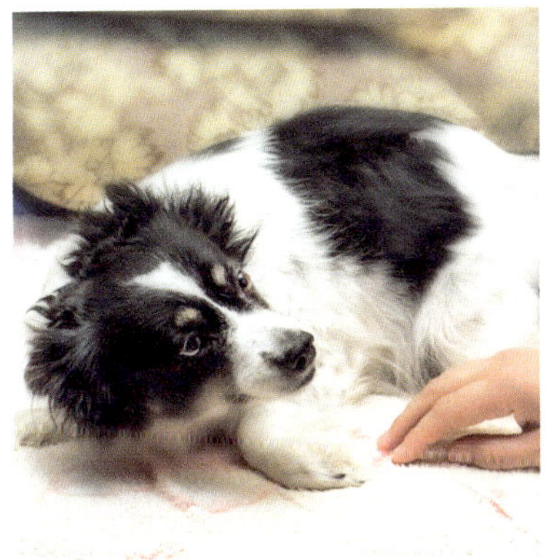

Stimmung des Hundes:

Dein Gefühl:

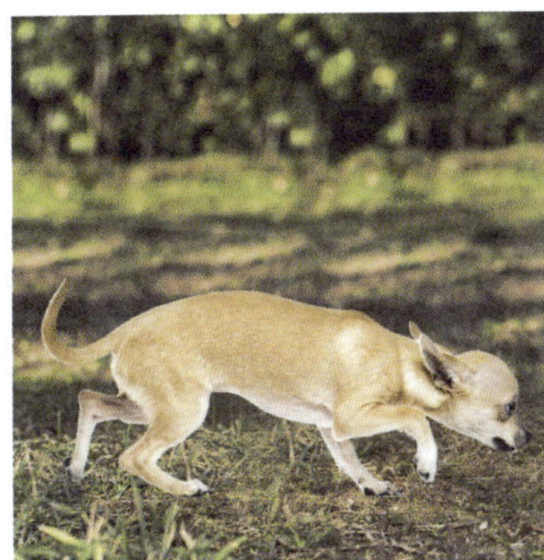

Stimmung des Hundes:

Dein Gefühl:

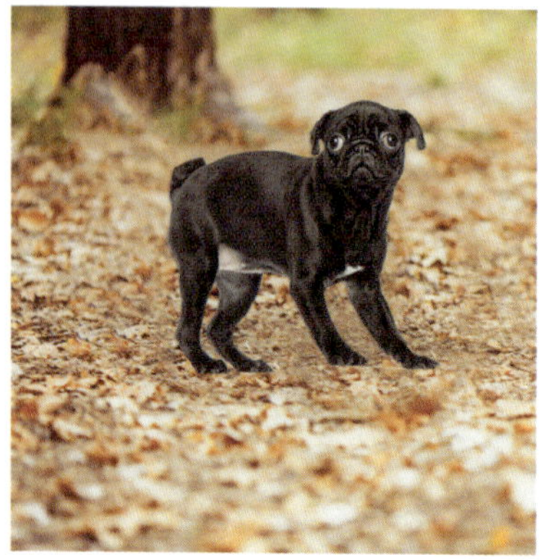

Stimmung des Hundes:

Dein Gefühl:

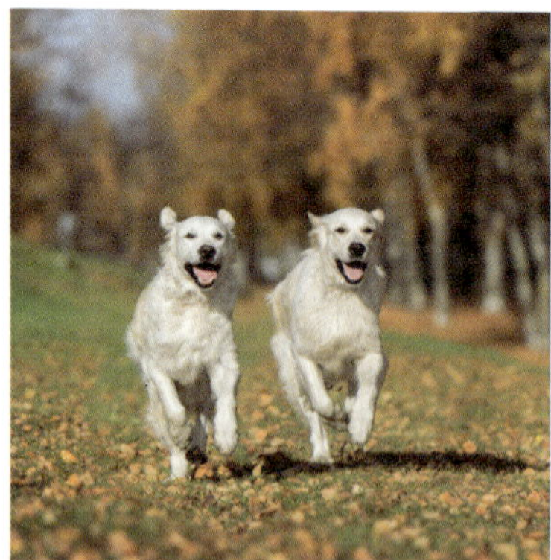

Stimmung des Hundes:

Dein Gefühl:

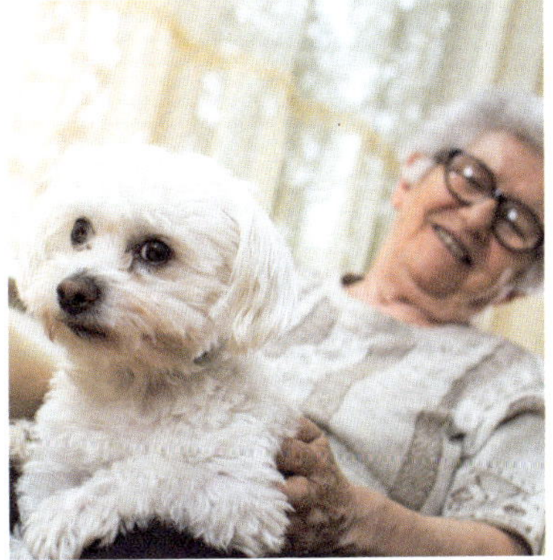

Stimmung des Hundes:

____

Dein Gefühl:

____

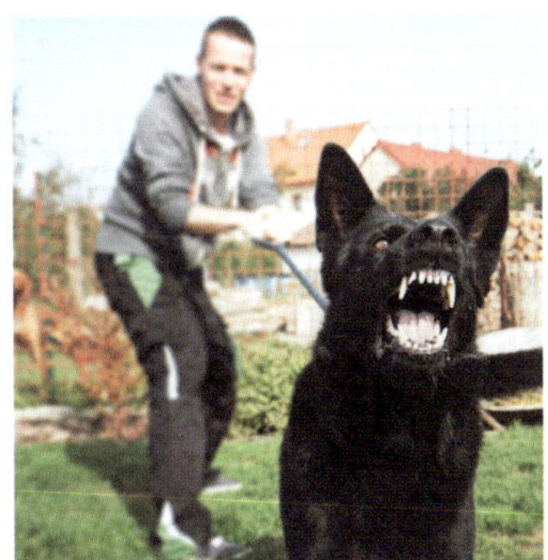

Stimmung des Hundes:

____

Dein Gefühl:

____

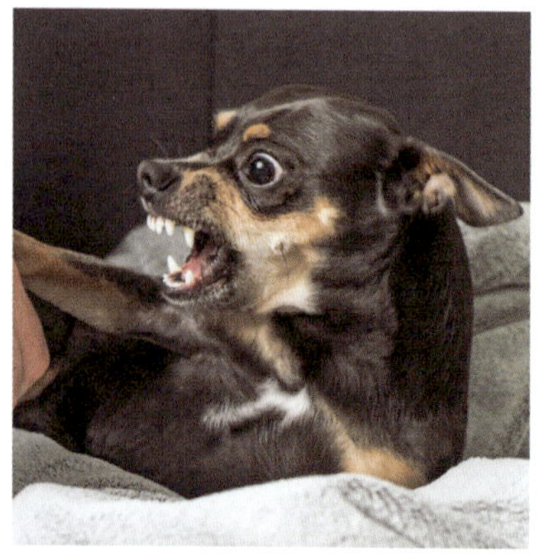

Stimmung des Hundes:

Dein Gefühl:

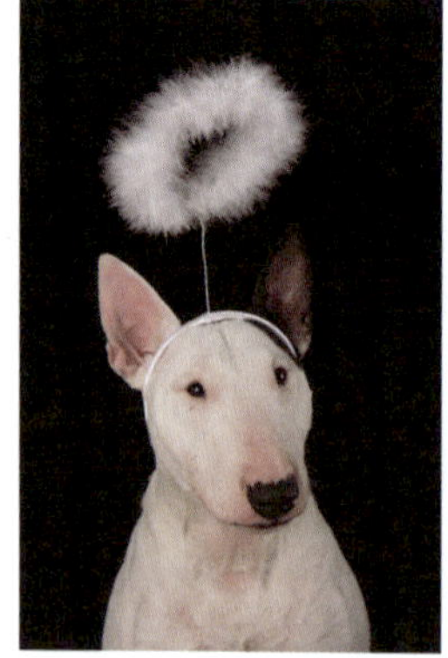

Stimmung des Hundes:

Dein Gefühl:

Wie ein Mensch mit Hundephobie Hunde liest

Hier erfährst du, was Sonja vor der Therapie bei solchen Bildern gedacht hat, und wie sie die Situation im echten Leben empfunden hätte:

Er beobachtet mich und springt gleich los!

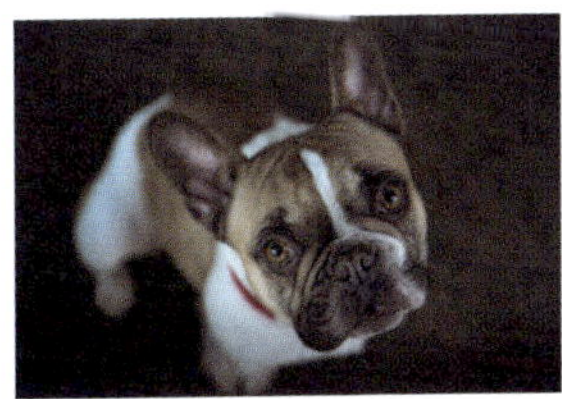

Der guckt zwar süß, als wollte er mir etwas Leckeres abluchsen – der sprichwörtliche Hundeblick, mit dem man alles erreichen kann! So weit die Theorie. Würde er jedoch in der Realität vor mir sitzen, wäre es nur okay, solange er sich nicht bewegen und nicht bellen würde. Aber wenn er mich lange so anstarren würde, dann hätte ich Angst, dass er mir im nächsten Augenblick auf den Schoß springen könnte, um sich mein Stück Kuchen zu holen, wenn ich es nicht freiwillig herausrücke. Mir wäre es sehr viel lieber, er würde mich nicht so erwartungsvoll angucken.

Schlapp und ungefährlich!

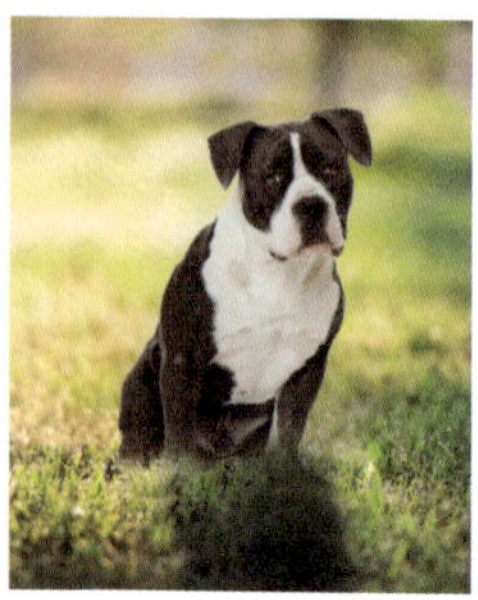

Müde Schlappohren und ein Schlafzimmerblick – äußerst sympathisch! Das weckt in mir die leise Hoffnung, dass er sich im nächsten Moment hinlegt, die nächsten Stunden schläft und mir keine weitere Aufmerksamkeit schenken kann! Schlafende Hunde sind mir am liebsten.

Sehr gefährlich – ich will schnell weg!

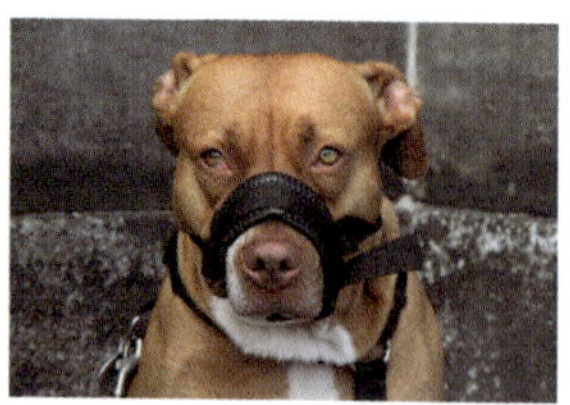

Fies! Fleischig, nicht wuschelig. Die Stirnfalte lässt nichts Gutes erahnen. Der Maulkorb ist der Beweis! Hier würde ich gerne einen großen Bogen um diesen Hund machen.

Je länger ich das Foto anschaue, desto eher kommt mir der Verdacht, dass er möglicherweise traurig ist. Vielleicht gerade wegen des Maulkorbs? So lange hätte ich ihn mir im realen Leben aber gar nicht angucken können! Dort wäre ich schon längst hinter der nächsten Straßenecke verschwunden gewesen ...

Was für ein Horrorhund! Panik! Schock!

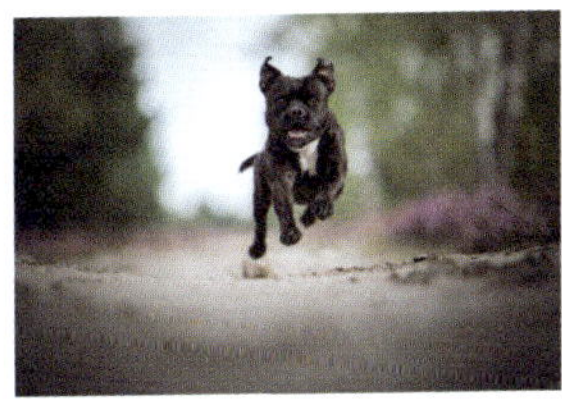

Bloß nicht! Schwarz, klein, wahrscheinlich total unerzogen und vor allem: unaufhaltsam! Da kann das Herrchen noch so viel »Bello« rufen. Das Tier ist so schnell, dass ich mir sehr gut vorstellen kann, dass es mich im nächsten Moment brutal umrennen und auf den Rücken stoßen wird, um mir dann mit gebleckten Zähnen in die Augen zu starren. Und dann? Das würde ich mir nicht weiter vorstellen wollen ...

Groß, hoffentlich gutmütig!

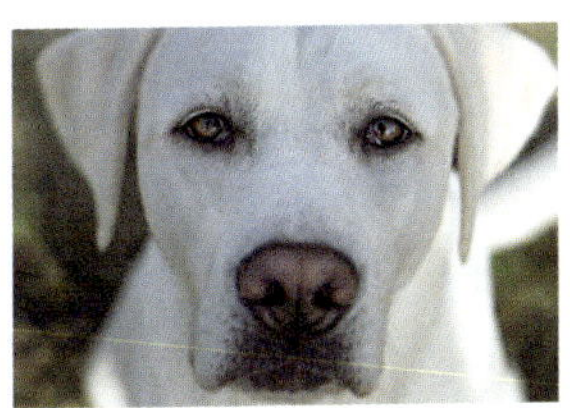

Ein Hund fast wie aus Porzellan. Berechenbar. Ruhig. Sehr angenehm! Noch besser würde ich mich fühlen, wenn er tatsächlich aus Porzellan wäre und mir nicht direkt in die Augen schauen würde. Was will er nur?

Ganz furchtbar. Springt gerne. Zu aktiv!

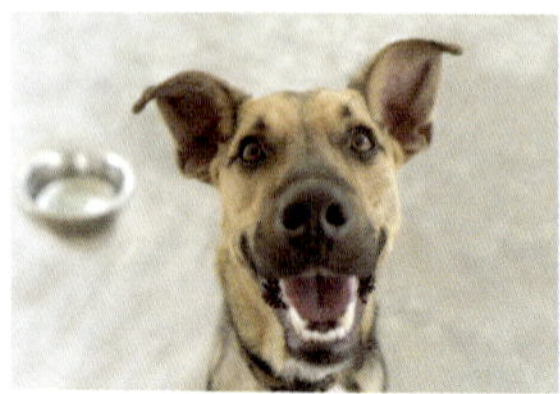

Oh nein, das ist nichts für mich! Zu viel Energie, hellwach und eindeutig zu viele scharfe Zähne! Die Ohren sehen aus wie Fledermausflügel – das wirkt auf mich irgendwie diabolisch. Ich höre das ohrenbetäubende Bellen, obwohl es nur ein Foto ist, und möchte ganz schnell weg.

Ungefährlich.

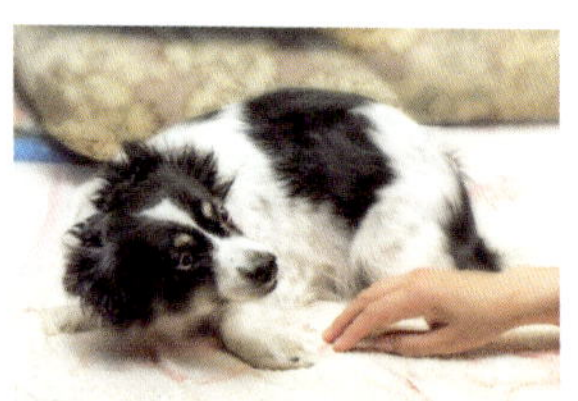

Prima: Ein kleiner niedlicher Hund. Ein anderer Mensch ist dabei und beschäftigt sich mit ihm. Der Hund interessiert sich nicht für mich. Hier kann ich mich entspannen!

Ganz okay, aber irgendwie unheimlich!

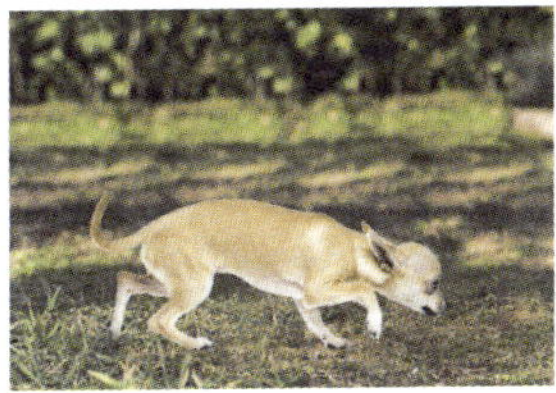

Ist das ein Hund? Sieht fast aus wie eine zu große Ratte, oder? Sucht er Trüffel? Von mir aus. Da er offensichtlich einen Weg geht, der sich nicht mit meinem Weg kreuzen wird, geht meine Alarmbereitschaft auf Stand-by. Aber wenn ich ehrlich bin: So richtig sympathisch ist er mir nicht. Ich weiß auch nicht genau, warum.

Finster. Unberechenbar!

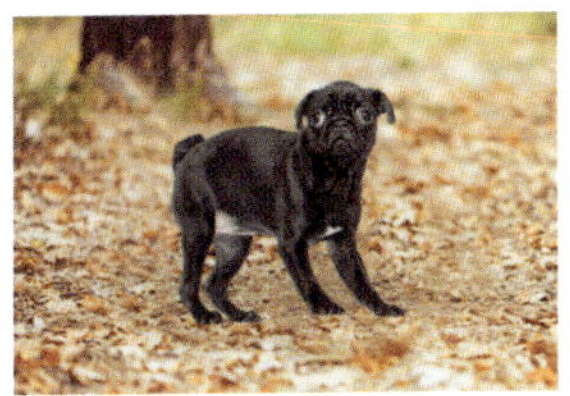

Zu schwarz! Da kann ich das Gesicht gar nicht richtig erkennen. Was will er? Ist das ein Rückwärtsgang oder eine Dehnübung vor dem nächsten Satz? Der Hund scheint mir unberechenbar zu sein. Dabei sieht er auch noch so kompakt und kräftig aus, das mag ich nicht.

Schrecklich, sie kommen!

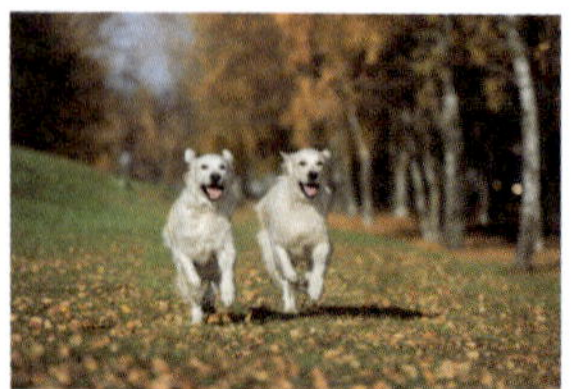

Zwei freundliche Hunde – aber eindeutig auf dem falschen Weg! Sie kommen mir erschreckend schnell entgegen, und das ohne Leine! Ich möchte spontan im Boden versinken und spurlos untertauchen! Mein Atem stockt!

Klein, ganz okay.

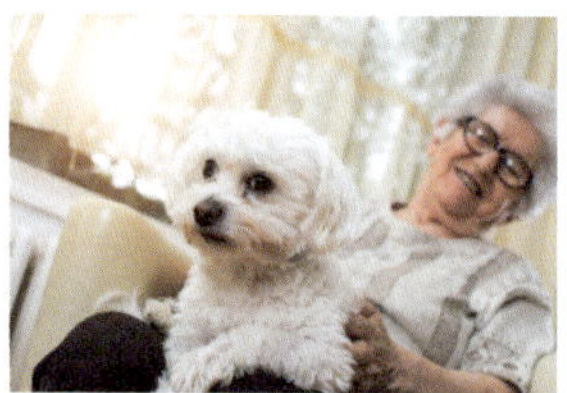

Hier stimmt das Klischee, dass Hunde oft ihren Besitzern ähnlich sehen oder umgekehrt! Das Schoßhündchen wirkt auf mich wenig bedrohlich. Frauchen ist dabei, der Hund guckt mich nicht an, ich könnte vermutlich daneben sitzen und müsste nicht zwingend die Flucht ergreifen.

Horror!

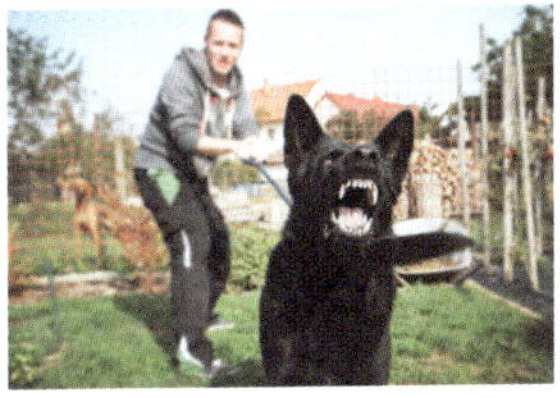

(Bin in Schockstarre und kann nichts sagen.)

Fieses Gesicht, gefährlich. Schnell weg!

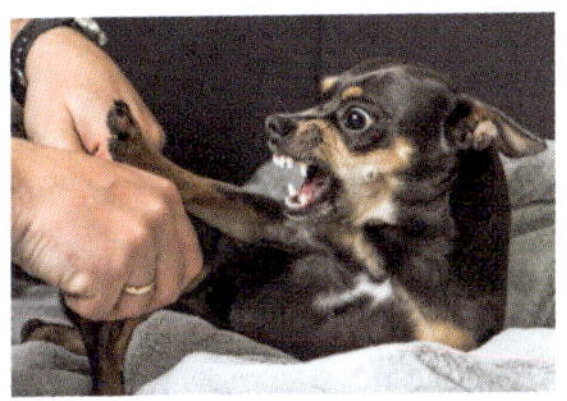

Was bei mir hier großes Unbehagen auslöst: Der Hund hat Zähne und zeigt sie auch noch. Was ich gut finde: Da sind Hände, die nicht zu mir gehören. Ich bin also nicht allein.

Diese ganz kleinen, drahtigen Hunde sind für mich unberechenbarer, sprunghafter und schneller als die Großen – daher machen sie mir oft noch mehr Angst. Auch hier würde ich gerne schnell aus der Situation verschwinden!

Nicht witzig!

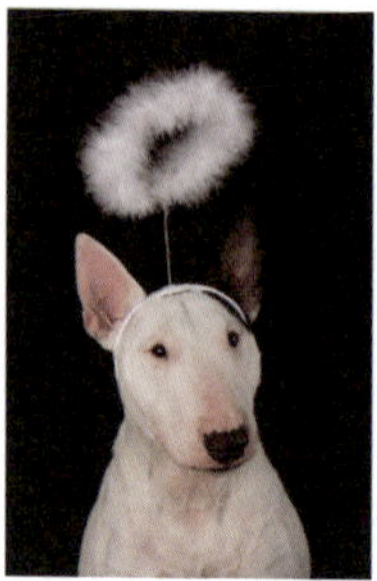

Finde ich das witzig? Ich weiß nicht. Nein. Hunde und Humor – das geht nicht so recht zusammen. Bullterrier und Heiligenschein erst recht nicht. Aber was ich mag: Der Hund schaut mich nicht an. Und ich denke mir: Wenn der Hund sich so eine Kostümierung von seinem Herrchen oder Frauchen gefallen lässt, dann hört er wohl auf ihn oder sie. Die Ausgangsbedingungen dürften hier also nicht so schlecht sein, ohne größere Blessuren aus der Situation herauszukommen. Ich glaube, hier würde ich es aushalten können. Aber wenn es nicht sein müsste, dann lieber nicht.

Hunde lesen wie ein Profi

Hier erfährst du, was ein Profi aus den Fotos und der Körpersprache der Hunde tatsächlich ablesen kann.

Birgit verrät es dir:

Entspannt und ungefährlich

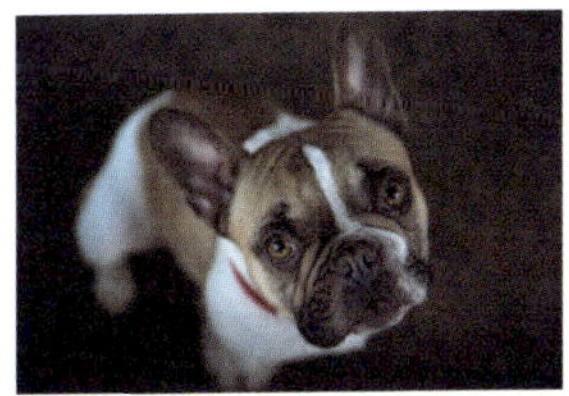

Dieser Hund schaut eher bekümmert bis bettelnd. Entweder hat er etwas angestellt und hört sich gerade eine Standpauke an oder er möchte Zuwendung oder Essen.

Entspannt und ungefährlich

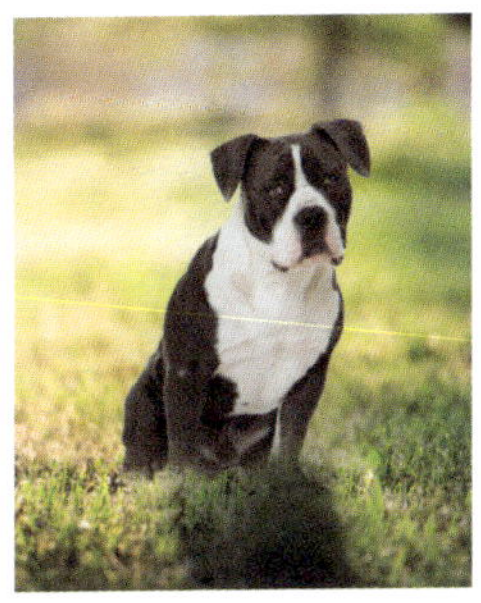

Dieser Hund ist in einer ähnlichen Stimmung wie der erste Hund, nur ist er zwei Nummern größer.

Resigniert und entspannt

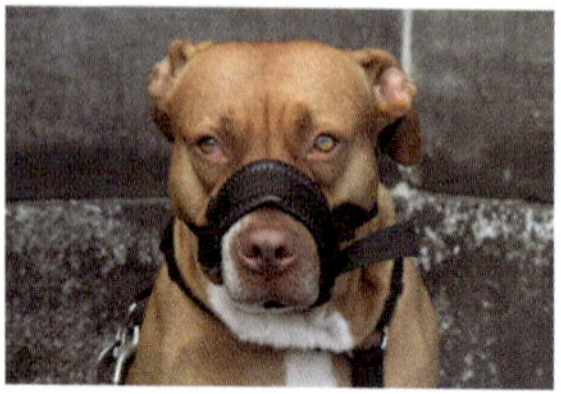

Dieser Hund tut mir leid, denn er empfindet seinen Maulkorb als ziemlich störend. Dennoch ist er entspannt bzw. fügt sich in sein Schicksal.

Energiegeladen und ungefährlich

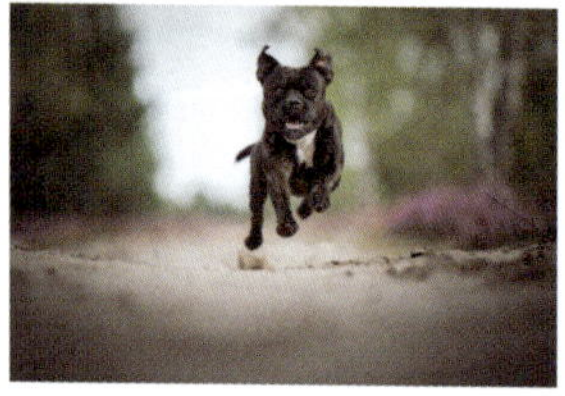

Dieser Hund hat ordentlich Energie im Angebot und wird ziemlich aufgeregt um mich herumrennen, wenn er mich erreicht hat. Offensichtlich ist ihm gerade nach Rennen zumute.

Entspannt und ungefährlich

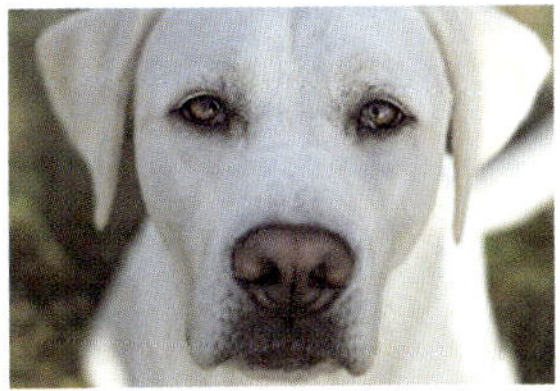

Dieser Labrador schaut so, als würde er mich hypnotisieren wollen oder als wäre er schon in Meditation. Er ist interessiert, möglicherweise erwartungsvoll, gelassen und entspannt. ☺

Interessiert und ungefährlich

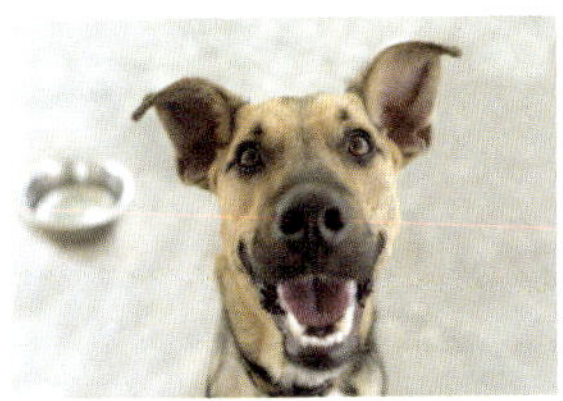

Dieser Hund schaut so, als hätte jemand etwas in der Hand, das ihn sehr interessiert. Ich tippe auf einen Ball oder einen Stock und er kann es kaum erwarten, bis er ihn bekommen darf. Er wartet aber brav ab. Im nächsten Moment könnte er aus Ungeduld hochspringen wollen, um das Objekt der Begierde schneller zu bekommen.

Angespannt, ängstlich, unterwürfig

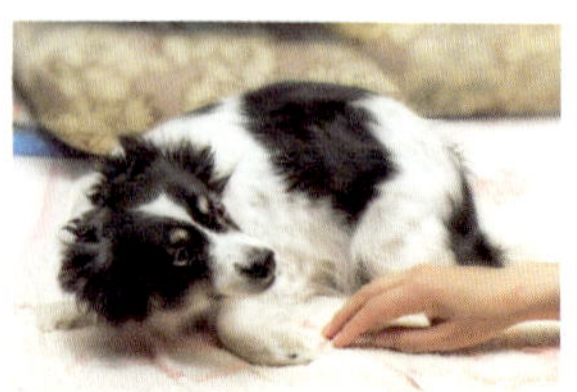

Dieser Hund hat große Angst. Er hat sich total klein gemacht. Schwanz und Ohren sind kaum sichtbar. Ich habe viel Mitgefühl und würde dem Menschen, der sich nähert, empfehlen, dem Hund zuliebe etwas mehr Abstand zu halten, damit er sich wieder entspannen kann. Würde die Hand sich weiter nähern, könnte der Hund aus Angst Zähne zeigen und knurren.

Angespannt und ängstlich

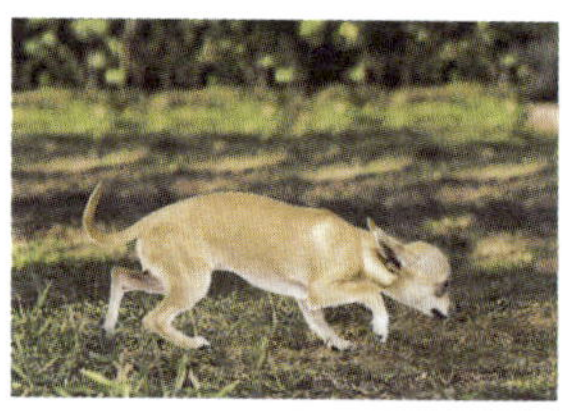

Dieser Hund hat Angst. Er schleicht sich regelrecht davon. Weil seine Rute noch oben gestellt ist, ist er noch nicht total in Panik, möchte aber dennoch schnell verschwinden.

Angespannt und ängstlich

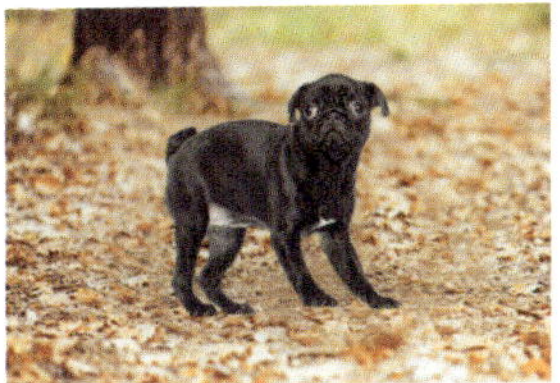

Auch dieser Hund ist ängstlich. Seine Augen sind aufgerissen und sein Körpergewicht auf die hinteren Beine verlagert. Er möchte einer Situation ausweichen bzw. vor ihr zurückweichen.

Energiegeladen und entspannt

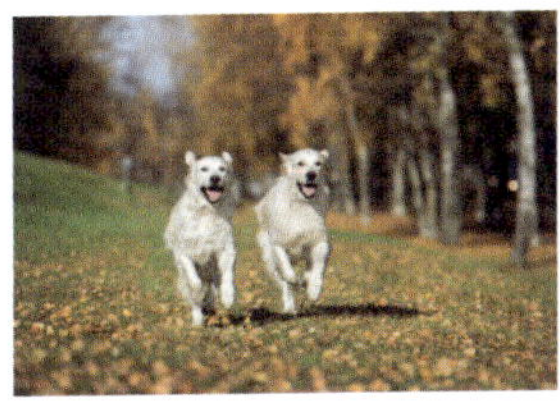

Hier kommen zwei lebensfrohe Hunde auf mich zugelaufen, die mich freudig begrüßen werden. Hoffentlich bremsen sie noch!

Aufmerksam

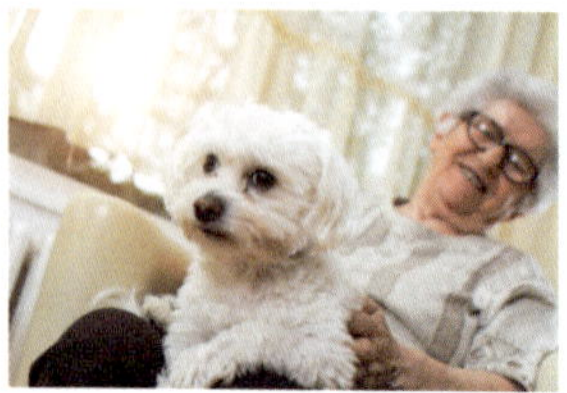

Dieser Hund genießt den Platz auf dem Schoß der älteren Dame und wirkt aufmerksam. Man kann nicht eindeutig sagen, ob er »seinen Platz« verteidigen würde, wenn man sich nähern wollte. Er könnte sich auch genauso gut freuen. Dies würde man erst erfahren, wenn man sich ihm tatsächlich nähern würde.

Angespannt und fähig anzugreifen

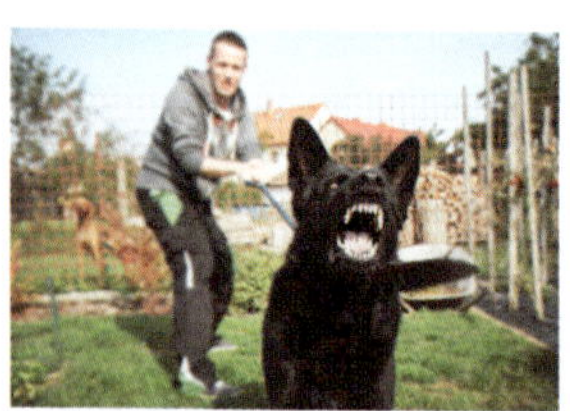

Dieses Bild zeigt eindeutig einen Hund, der seine Zähne zeigt und vermutlich entsprechende Geräusche wie Knurren und Bellen von sich gibt. Sein Gewicht ist auf den Vorderpfoten und er zieht nach vorn. Er wirkt sehr erregt, als hätte man ihn provoziert.

Angespannt und gefährlich

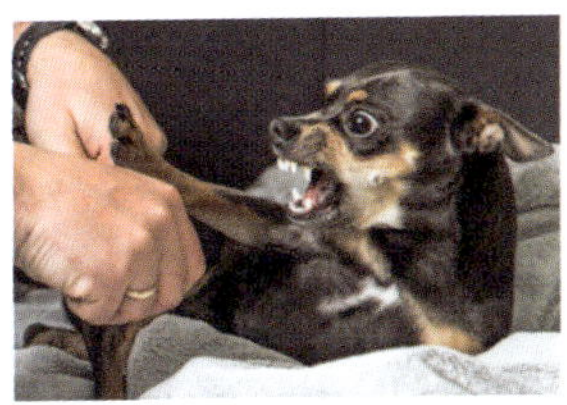

Dieser Hund tut mir leid, denn seine Individualdistanz wird erkennbar überschritten und dies zeigt er deutlich durch das Fletschen seiner Zähne. Wahrscheinlich wird er auch knurren. Der Mensch muss damit rechnen, gleich gebissen zu werden.

Entspannt und ungefährlich

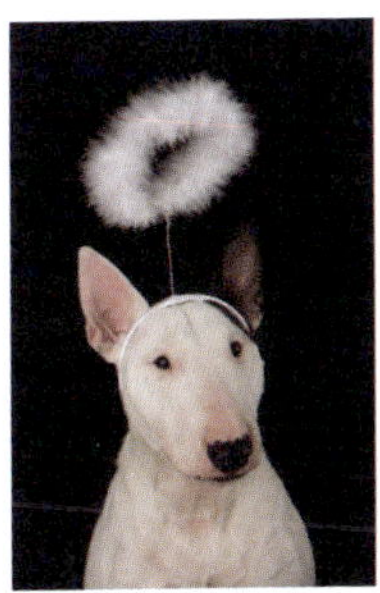

Hunde machen ja durchaus auch mal Quatsch mit, so wie dieser. Dennoch sollte man sie respektieren und sie nicht als Spielzeug betrachten. Dieser Hund wirkt aufmerksam und entspannt.

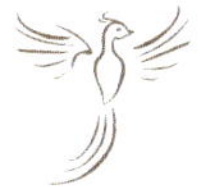

4. Kapitel

Verhaltenstipps für die alltägliche Begegnung mit Hunden

Hunde begegnen uns täglich. Daher ist es für Menschen mit Angst vor Hunden hilfreich, typische Situationen mit den Vierbeinern besser einschätzen zu können. Mit nur wenigen Tipps und Tricks lassen sich so durch das eigene entsprechende Verhalten Hundebegegnungen bereits entspannen.

Was hilft fast immer? Ignorieren!

Hunde lernen aus Erfahrung. Jedes Verhalten, welches wir mit Aufmerksamkeit belohnen, und sei es, dass wir den aufdringlichen Hund bitten wegzugehen, kann für den Hund ein Erfolgserlebnis sein. Dies wiederum wird ihn dazu ermuntern, weiter an seinem Verhalten festzuhalten. Auch von Kindern kennen wir das, wenn sie mit bestimmten Verhaltensweisen große Aufmerksamkeit erregen wollen.

Daher ist es besonders wichtig, positives Verhalten von Hunden durch Aufmerksamkeit zu belohnen und negatives Verhalten der Hunde zu ignorieren.

Genau dies ist jedoch gerade für Menschen mit Angst vor Hunden eine besondere Leistung und Herausforderung. Weil die Angst noch vorherrschend ist, traut sich der Betroffene nicht, dem Hund ein Kommando zu erteilen oder ihn sogar zu maßregeln. Nach einer Therapie wird ein "Geh ab!" oder "Nein!" möglich sein. Die meisten Hunde kennen Kommandos wie diese und trollen sich dann - wenn sie von dir den entsprechenden Hinweis bekommen.

Vielleicht können dir folgende Tipps im Alltag helfen, damit ein Hund sich erst gar nicht für dich interessiert:

Stelle dir vor, du wärst ein Hund!

Schwierig? Versuch es! Tausch einfach mal die Rolle mit einem klitzekleinen, niedlichen Hund - auch das kann befreien!

Wie müsste sich der Mensch verhalten, um total uninteressant für dich als Hund zu sein?

Wir verraten es: Am besten würde sich der Mensch kaum bewegen, den Hund nicht anschauen und nicht ansprechen. Dann verliert ein Hund ganz schnell das Interesse an ihm. Das ist aber leichter geschrieben als getan. Die kniffelige Frage ist: Wie schaffst du es, trotz deiner Angst ruhig zu bleiben und wenig Aufmerksamkeit beim Hund zu erregen?

Die Kunst des Ignorierens

- Vertiefe dich in ein Gespräch mit jemandem in deiner Nähe, so dass deine Gedanken nicht um den Hund kreisen!
- Suche einen Blickpunkt und konzentriere dich auf die Blume in der Vase, auf den Sekundenzeiger der Wanduhr oder schaue auf dein Handy, um es dir zu erleichtern, deinen Blick nicht auf den Hund zu lenken!
- Sage dir in deinem Inneren so etwas wie: "Ich bin hier der Chef!", damit du gedanklich gar nicht erst in die "Opferrolle" fällst!
- Konzentriere dich auf deinen Atem und sprich innerlich mit: "Ich atme ein, ich atme aus, ich atme ein, ich atme aus." Damit kannst du unterstützen, dass dein Herzschlag sich beruhigt.
- Summe innerlich oder leise die "Pipi Langstrumpf-Hymne", töne das Ohm oder erinnere dich an den letzten Witz, über den du lachen musstest! Was auch immer wirkt: Versuche, dich in eine positivere Grundstimmung zu bringen, indem du deine Gedanken auf etwas Schönes lenkst.

Typische Situationen: So verhältst du dich richtig!

Ein fremder Hund kommt auf dich zu:

Auch hier gilt: Am besten ignorierst du einen Hund, der auf dich zugelaufen kommt ... Klappt nicht? Kein Wunder! Unser Überlebenstrieb MUSS die Gefahrensituation abchecken, um sie einschätzen zu können. Du MUSST also zunächst hinschauen, sonst wird deine Angst noch größer. Ein Hund, der angeschaut wird, kann sich jedoch schnell eingeladen fühlen und anfangen, sich zu freuen, was mit der Aktivierung seiner Körperbewegungen einhergehen kann (die Ohren klappen nach hinten, der Fang öffnet sich etwas, der Schwanz wedelt). Dies wiederum kann deine Angst steigern.

Da du nicht wegsehen kannst, schau einfach an ihm vorbei. So hast du ihn immer noch im "Auge", nimmst aber keinen direkten Kontakt über die Augen zu ihm auf. Ein direkter Augenkontakt wirkt bei freundlichen Hunden wie eine Einladung, bei unsicheren oder aggressiven Hunden bedrohlich. Meist jedoch begegnen dir freundliche und neugierige Hunde.

Ein Hund schnüffelt an dir:

Hunde nehmen ihre Umwelt vor allem über die Nase wahr. Daher wollen sie alles beschnüffeln. Wir beachten einen solchen Hund nicht und bitten seinen Menschen freundlich, seinen vierbeinigen Freund zu sich zu nehmen.

Am besten nimmst du deine Hände nicht hinter deinen Rücken, auch wenn der Hund an ihnen schnuppern möchte. Das ist nicht einfach auszuhalten, aber es lohnt sich, denn der Hund möchte einfach nur gerne herausfinden, ob du möglicherweise etwas zu Essen dabei hast. Hunde sind nämlich meistens sehr verfressen. Versteckst du die vermeintlichen Leckerlis hinter deinem Rücken, könnte ihn das neugierig machen und er wäre versucht daranzukommen; aber dafür, müsste er um dich herum laufen.

Reiß deine Hände auch nicht reflexartig in die Luft, wenn ein Hund an ihnen schnuppern will, denn der Hund könnte sich erschrecken und dich dann aus seinem Schreck heraus anbellen oder dich sogar anspringen. Das ist in der Regel nicht weiter schlimm, könnte dich aber zusätzlich verunsichern.

Rechne damit, wenn dich ein Hund begrüßt, weil du vielleicht seinen Menschen besuchst, dass er kurz an deinen Händen schnüffeln will. Vermutlich berührt er sie dann nur kurz mit seiner Nase, um zu erfahren, ob du "Geschenke" für ihn dabei hast. Aber dann wendet er sich aller Wahrscheinlichkeit nach ab und lässt dich den restlichen Tag in Ruhe.

Ein Hund steht vor dir und schaut dich durchdringend an:

Dies kann eine Warnung sein, die bedeutet: "Komm keinen Schritt näher!" Oder er will sagen: "Ich hätte gerne dein Brötchen!" Ob die Situation gefährlich ist oder nicht, erkennst du an der Körperhaltung des Hundes. Ist er entspannt, wedelt locker mit dem Schwanz, tippelt eventuell mit den Pfoten und starrt eigentlich nicht dich an, sondern etwas, das du in der Hand hältst, dann kannst du dich entspannen. Er hat es nicht auf dich abgesehen.

Ist sein Körper jedoch angespannt, wirkt der Hund so, als würde er die Luft anhalten, starrt dir direkt in die Augen und du fühlst eine bedrohliche Energie von ihm ausgehen, dann ist die Situation eine andere.

Da Weglaufen keine Option ist, ist es am sichersten, stehen zu bleiben, auch wenn es schwerfällt und dein Fluchtimpuls zu Recht groß ist. Dabei empfiehlt es sich, die Arme locker neben dem Körper hängen zu lassen und an dem Hund vorbeizuschauen. Summe innerlich oder leise ein Lied, denn das hilft, deinen Angstpegel herunterzufahren und möglicherweise sogar, den Hund zu entspannen. Atme mehrmals tief ein und aus. Das gibt deinem Nervensystem den Impuls, sich wieder zu beruhigen.

Wie schon gesagt: Weglaufen ist nicht empfehlenswert, denn der kleinste Hund ist immer noch schneller als der Durchschnittsmensch!

Es ist jedoch unwahrscheinlich, dass du in eine solche Situation geraten wirst, solange du nicht fremdes Gelände betrittst, das von einem Hund bewacht wird. Dann nämlich hätte der Hund das Recht, dich als unerlaubten Eindringling zu "stellen". Das würde bedeuten, dass er aufgeregt herbeigeeilt käme, um nachzusehen, wer da ist. Sieht er, dass du auf seinem Territorium stehst, würde er möglicherweise erst einmal vor dir stehen bleiben und für sein "Rudel" (in der Regel sind das die Hundehalter bzw. Grundstückseigentümer) Alarm schlagen, bis jemand kommt, der sich um den Eindringling kümmert. Die Intensität dieser Aktion hängt sehr vom Hund ab. Ein Hund, der einen nicht so stark ausgeprägten Wachtrieb hat, bellt vielleicht einige Minuten und schnüffelt dann an dir, während ein anderer mit starkem Wachtrieb höchst alarmiert sein und dich möglicherweise sofort anfallen könnte. Das bedeutet: Warte vor einem Grundstück, das von einem Hund bewacht wird, auf den dort wohnenden Menschen, bevor du es betrittst.

Du kommst in eine Wohnung, in der ein Hund lebt. Wie verhältst du dich richtig?

Die gute Nachricht ist, dass du von der Person, zu der der Hund gehört, bereits die Information hast, dass der Vierbeiner ungefährlich ist. Das wird dich etwas sicherer machen. Auch hier kannst du den Hund ignorieren. Das bedeutet: Du entscheidest, ob du Kontakt mit ihm aufnehmen möchtest. Du schaust ihn nicht an, du sprichst ihn nicht an und du fasst ihn nicht an. Gehe an ihm vorbei und nimm den Platz ein, den der Gastgeber dir anbietet. Ist der Hund interessiert an dir, was normal wäre, oder verhält er sich gar aufdringlich, ignoriere ihn weiterhin oder bitte den Hundehalter, seinen Hund auf Abstand zu dir zu halten. Das ist dein Recht und das darfst du ruhig äußern.

Du joggst oder fährst Fahrrad und ein Hund will dir nachlaufen:

Bleibe am besten sofort stehen und atme tief in deinen Bauch, auch wenn dir zum Schreien oder Wegrennen zumute ist. Dein Angstpegel wird vermutlich ansteigen und du wirst höchstwahrscheinlich vor Schreck die Luft anhalten. Atme diese Angstenergie bewusst wieder aus - auch wenn es dir erst später möglich sein sollte, wenn die Stresssituation vorüber ist. So erholst du dich schneller von dem Schrecken.

Warum läuft ein Hund dir nach? Es kann einfach sein, dass durch dein Laufen in dem Hund das Interesse an dir oder gar sein Jagdtrieb geweckt wird. Wenn du stehen bleibst, wirst du schnell wieder uninteressant für ihn. Laufe oder fahre erst dann weiter, wenn der Hund sich entfernt hat.

Angeleinte Hunde vor dem Supermarkt:
Die meisten Hunde, die angebunden sind, haben Stress, weil sich ihre Bezugsperson aus dem Sichtfeld entfernt hat, der Hund fixiert ist und sich nicht eigenständig entfernen bzw. dem Halter nachlaufen kann. Der Hund leidet möglicherweise sogar unter einer Verlustangst. Hinzu kommt, dass ihm durch die Leine die Möglichkeit der Flucht genommen ist, weshalb er in einer für ihn angstauslösenden Situation nur noch durch Angriff seine Sicherheit wahren könnte. Es ist daher keinesfalls zu empfehlen, sich einem solchen angespannten Hund zu nähern. Sprich unbedingt auch mit Kindern darüber, falls du das beobachten solltest.

Missverständnisse ausräumen – Hunde besser verstehen

Hast du erfahrene Hundehalter in deinem Umfeld, so können sie dir sicher einiges über Hundeverhalten erzählen. In einer Therapie kannst du deinem Therapeuten alle möglichen Fragen stellen. Hier ein paar Beispiele, worüber sich Sonja mit Birgit ausgetauscht hat:

Klientin: Können Hunde meine Angst tatsächlich wahrnehmen und ist damit ein aggressives Verhalten vorprogrammiert?

Therapeutin: Hunde haben eine sehr feine Nase und können viele Stoffe riechen, auch die, die unsere Körper produzieren. Daher werden sie z. B. auch als Lawinensuchhunde oder sogenannte Warnhunde für Menschen eingesetzt, deren Blutzuckerspiegel sich plötzlich stark verändert und zu lebensbedrohlichen Situationen führen kann. Ein Hund riecht diese Stoffe, aber sie werden in ihm in der Regel kein aggressives Verhalten auslösen.

Klientin: Ein Hund, der sich unter der Kaffeetafel auf meine Füße legt, vermittelt mir das ungute Gefühl, dass er gemerkt hat, dass ich hier die "kleine Schwache" bin und dass er mich kontrolliert. Ich kann mich nicht wegbewegen, ohne dass er es merkt. Warum macht er das?

Therapeutin: Wie bereits weiter oben beschrieben, sind Hunde "Stimmungsbarometer" und haben sehr feine Sinne für ihr Umfeld. Legt sich der Hund auf deine Füße, will er dir vielmehr signalisieren, dass er ungefährlich ist und du dich entspannen kannst. Du darfst dich dann auch wegbewegen, ohne dass etwas passiert. Er wird dir höchstens neugierig folgen, denn die meisten Hunde sehen dann ihre Chance, dass jemand ihnen möglicherweise endlich die Kühlschranktür öffnet. Bist du unsicher, dann bitte den Halter um Hilfe.

Klientin: Der Hund von Bekannten ist ein richtiger Wachhund und muss in ein Zimmer gesperrt werden, wenn sie die Haustür öffnen. Er bellt und springt wie wild gegen die Zimmertür. An Smalltalk an der Haustür ist bei der Lautstärke gar nicht zu denken. Panik kommt auf und ich breche das Gespräch zügig ab. Ich habe echt Angst. Mein Herz pocht genauso verrückt wie der Hund bellt. Und ich befürchte: Wenn diese Tür aufginge, wäre ich im nächsten Moment tot. Der verrückte Wachhund würde mich einfach zerfleischen. Ist das übertrieben?

Therapeutin: Dieser Hund empfindet es als Zumutung, von seinem Rudel getrennt zu sein oder seiner Aufgabe/seinem Trieb als Wachhund nicht nachkommen zu können, und protestiert auf seine Weise. Möglicherweise hat er auch Angst, separiert zu sein. Würde sich die Türe öffnen, käme er wahrscheinlich sofort an die Tür, um zu überprüfen, wer dort ist und würde je nach Charakter des Hundes im schlimmsten Fall dafür sorgen, dass du als Eindringling "verschwindest". Das Verhalten wäre ähnlich wie oben in dem Beispiel "fremdes Gelände".

Klientin: Frei laufende Hunde machen mir immer viel mehr Angst als Hunde an der Leine. Sind Hunde an der Leine ungefährlicher?

Therapeutin: Für die meisten Hundephobiker ist es eine Überraschung zu erfahren, warum ein frei laufender Hund entspannter ist und somit ungefährlicher als ein Hund an der Leine. Dabei ist dies ganz einfach erklärbar: Ein angeleinter Hund ist sich seiner eingeschränkten Fluchtmöglichkeit bewusst. Sieht er eine für ihn angstauslösende Situation auf sich zukommen, bleibt ihm nur noch der Angriff, um seine Unversehrtheit zu schützen. So lässt sich erklären, warum vor allem unsichere Hunde an der Leine ein Riesentheater machen, wenn sie einem anderen Hund begegnen - ohne Leine aber mit demselben Hund ausgelassen toben können. Ein freilaufender Hund wird sich wahrscheinlich nicht einmal groß für dich interessieren, weil seine Nase völlig anderen Gerüchen folgen möchte. Ist ein anderer Hund in der Nähe, wirst du noch uninteressanter für ihn sein.

Frei laufende Straßenhunde, vor allem in südlichen Ländern, haben meistens Hunger und streunen daher den ganzen Tag umher auf der Suche nach Futter. Meistens haben sie großen Respekt vor Menschen, daher werden sie ihre Nähe meiden. Sollte der Hunger zu groß werden, würden sie sich eventuell vorsichtig nähern, um zu erschnüffeln, ob du Essen dabei hast. Dies würde aber nicht in einem "Überfall" enden, denn dafür ist ihr Respekt vor dem Menschen in der Regel viel zu groß.

Immer wieder kommt es sogar vor, dass sich ein Straßenhund einem Menschen anschließt. Hierdurch ist es schon zu sehr rührenden Freundschaften für's Leben gekommen.

Klientin: Ich spiele mit meinen Kindern am Strand mit einem Ball. Da kommt ein Hund angesprintet, der diesen Ball wahnsinnig interessant findet. Wie verhalte ich mich richtig?

Therapeutin: Die gute Nachricht ist, dass der Hund sich für den Ball interessiert und nicht für dich. Weil ein Hundephobiker einen Hund nicht lesen kann, ist die sicherste Lösung für dich und die Kinder die, dem Hund den Ball zu überlassen und sich zu entfernen. Sobald ihr euch ruhig und desinteressiert verhaltet und den Ball nicht mehr bewegt, wird dieser für den Hund uninteressant. Vielleicht rollt er ihn selbst noch eine Weile durch die Gegend und wird dann das Interesse verlieren und weiterlaufen. Im besten Fall ist der Hundehalter zeitnah vor Ort, um seinem Hund den Ball abzunehmen und euch zurückzugeben, aber es gibt auch Strände im Süden mit herrenlosen Hunden, die durchaus auch zu einem Spiel aufgelegt sein könnten.

Immer wieder kommt es zu einer unglücklichen Wechselwirkung zwischen Hundephobiker und Hund. Grund sind nicht selten **Missverständnisse**. Hier ein paar Beispiele, die Sonja erlebte:

Beispiel 1: Vor Hunden weglaufen

Klientin: Als Kindergartenkind habe ich mit meiner Familie den Urlaub in Kärnten in einer Ferienpension verbracht. Das Schöne war, es gab einen Pool am Haus. Das nicht so Schöne: Es gab auch einen großen Hund, der zum Haus gehörte! Ich glaube, es war ein schwerer Bernhardiner. Einmal habe ich versucht, mich am dösenden Hund vorbeizuschleichen. Als ich aber bemerkte, dass er sein Augenlid hochzog und mich beäugte, bekam ich Panik und rannte schnell ums Haus herum. Der Hund jagte bellend hinter mir her. Ich sprang in den Pool, um mich in Sicherheit zu bringen und erlitt dort den nächsten Schock, denn ich konnte noch gar nicht schwimmen. Glücklicherweise gelang es mir, mich am Beckenrand festzuhalten.

Im Nachhinein weiß ich, dass der Hund mein plötzliches Losrennen anscheinend als Einladung verstanden hatte, mit mir Fangen zu spielen. Aber für mich fühlte es sich damals an, als würde ich gleich sterben müssen.

Therapeutin: Dies ist eine typische Situation, die immer wieder zu beobachten ist. Ob der Hund das Weglaufen als Einladung zum Spiel empfunden hat oder vielmehr sein Jagdtrieb ausgelöst wurde, lässt sich schwer sagen. Aus dem Grund sollte man Kinder auch niemals mit Hunden allein lassen. Würde das Kind beim Weglaufen stolpern und hinfallen, könnte der Hund in der Tat ein Beuteverhalten zeigen, nach ihm greifen und es möglicherweise verletzen. Dies ist ein natürliches Verhalten eines Hundes, dessen Trieb "geweckt" wird.

Ein Jagdtrieb ist, abhängig von der Hunderasse, mehr oder weniger stark ausgeprägt. Ein kleiner Reiz, wie z. B. rennende Menschen oder Tiere oder ein Vogel, der vorbeispaziert, kann bei solchen Hunden bereits den Jagdtrieb auslösen. Ein Hund mit einem geringen Jagdtrieb würde in diesen Situationen noch entspannt weiterdösen, spränge aber möglicherweise dann auf, wenn eine Katze vorbeiflitzen würde. Und es gibt Hunde, die kämen nicht einmal auf die Idee, einem Kaninchen hinterherzulaufen.

Da all dies Kinder und Menschen mit Angst vor Hunden in den seltensten Fällen einschätzen können, sollten sie möglichst nicht allein in solche Situationen geraten. Dass Sonja als kleines Mädchen schnell weggerannt ist, ist ein gesunder Reflex des Körpers zur Sicherung des eigenen Lebens. In solchen Situationen reagiert unser Stammhirn mit einem natürlichen Fluchtimpuls. Weil jedoch der kleinste Hund immer noch schneller sein kann als ein sehr schneller Mensch, wird ein Fluchtversuch wenig Sinn ergeben, es sei denn, man kann den Vorsprung nutzen, um ein Hindernis zu überwinden (Tür oder Zaun). Ein kleines Kind kann in einer Situation, wie der von Sonja geschilderten, nicht überlegen, wie es richtig zu handeln hätte. Es wird nur reagieren können und daher entweder schreien oder weglaufen. Selbst Erwachsene werden damit überfordert sein, logisch zu denken, weil sich bei großer Angst unser Stammhirn "einschaltet" und uns in Sicherheit bringen möchte.

Wurde die Angst durch eine Therapie reduziert oder war von Anfang an nicht so schlimm, dass der Fluchtreflex ausgelöst wird, so ist es sinnvoll stehen zu bleiben, die Hände seitlich am Körper hängenzulassen, am Hund vorbeizusehen, ruhig in den Bauch zu atmen und leise ein Lied zu singen oder an eine angenehme Situation zu denken.

Die meisten Hunde werden dann das Interesse verlieren und nach einem kurzen Check "enttäuscht" weggehen.

Beispiel 2: Hunde anstarren

Klientin: Als Erwachsene ging ich auf einem Feldweg joggen. Als ich in einiger Entfernung einen unangeleinten Hund sah, traute ich mich nicht mehr weiterzulaufen. Ich blieb stehen und starrte den Hund an. Ich wollte in seinen Augen lesen, was er vorhatte. Auf einmal lief er "volle Kraft voraus", bellend auf mich los. Meine schlimmste Horrorvision wurde wahr. Sein Herrchen rief ihn zurück, aber das konnte den Hund nicht aufhalten. Ich geriet total in Panik und drehte mich hilflos von ihm weg, damit er mir nicht ins Gesicht springen würde. Er blieb glücklicherweise aggressiv bellend vor bzw. hinter mir stehen, bis sein Herrchen ihn vermutlich an die Leine nahm. Das weiß ich aber nicht mehr genau, denn ich kann mich an das unmittelbare Geschehen danach nicht mehr erinnern. Körperlich gab es zwar keinerlei Blessuren, aber meine Angst vor Hunden war damit für die nächsten Monate erneut voll aufgeflammt.

Therapeutin: Situationen wie diese sind für Angstpatienten die reinste Folter. Hier würde ich mir von Herzen mehr Verständnis von Hundehaltern für ihre Mitmenschen wünschen. Bin ich mit meinen Hunden unterwegs und sehe in der Ferne Jogger, Fahrradfahrer, jemanden mit kleinen Kindern oder eine Person, die langsamer geht oder sogar stehen bleibt, während sie uns beobachtet, so nehme ich meine Hunde immer sofort zu mir. Meistens frage ich nach, ob es meinem Gegenüber angenehmer wäre, wenn ich sie anleine. So viel Rücksichtnahme würde ich mir umgekehrt auch wünschen, daher fällt es mir als Hundehalterin leicht, auf andere Menschen zu achten. Außerdem macht es Spaß, Menschen zu zeigen, was für tolle Wesen Hunde sind, die sehr wohl zu führen sind, und dass ein Kontakt zu ihnen Freude machen kann.

Sonja hat in dieser Situation vollkommen richtig reagiert und ihre Vorderseite geschützt. Ihr Anstarren jedoch hat möglicherweise die Aufmerksamkeit des Hundes erst auf sie gezogen. Schauen wir einen Hund an, fühlt er sich angesprochen und je nach Länge und Energie des Blicks durchaus auch herzlich eingeladen oder gar provoziert. Bist du unsicher im Umgang mit einem Hund, dann schaue an ihm vorbei. In eine ganz andere Richtung zu blicken, wird nicht funktionieren, denn unser Überlebenstrieb möchte gerne die "Lage checken", und daher möchten wir die mögliche "Gefahrenquelle" visuell und auditiv - sprich mit Augen und Ohren - kontrollieren.

Beispiel 3: Ein Hund – erst vor mir, dann hinter mir

Klientin: Ich habe diese Spaziergangssituationen gehasst. Alleine hätte ich das nicht freiwillig gemacht, weil ich ja wusste, dass da, wo ich gerne spazieren gehe - nämlich in der Natur - , auch immer Hunde anzutreffen sind. Daher ging ich nur in Begleitung spazieren. Während wir jedoch zum Beispiel auf einem Feldweg entlanggingen, war ich in meinen Gedanken gar nicht 100-prozentig bei unserem Gespräch. Unterschwellig war ich ständig damit beschäftigt, zu beobachten und zu erfassen, welcher Hund da auf mich zukommt, was passieren könnte, was der Hundehalter gerade macht und was den Hund umtreibt. Waren da vielleicht sogar mehrere Hunde in weiterer Entfernung, die laut bellten oder gar knurrten, frei liefen und wild rauften oder sich gar nicht freundlich begrüßten? Oder zerrte etwa ein Hund an seiner Leine, so dass er kaum zu halten war, während er auf einen Artverwandten traf? Das alles scannte ich, und meine Angstgefühle wurden stärker, je näher die Vierbeiner kamen – selbst wenn der Hund vorher relativ unauffällig gewesen war. Je näher sie kamen, umso schlimmer wurde meine Angst!

Das Gemeine daran war für mich, dass selbst dann keinerlei Entspannung bei mir eintrat, wenn Hund und Halter ohne Zwischenfall schon längst vorbeigegangen waren. Im Gegenteil: Die Beklemmung blieb, denn in dem Moment wusste ich ja, dass der Hund nun HINTER mir war und ich nicht mehr sehen konnte, was er oder sein Herrchen taten. Das war für mich sogar noch schlimmer als vorher. Oft drehte ich mich dann noch einmal um, um mich zu vergewissern, was hinter mir vorging. Ich wollte keine Überraschung von hinten erleben! Aber da kamen ja auch schon wieder neue Hunde von vorne, und so lief ich immer weiter in meinem Hundeangst-Hamsterrad.

Natürlich tat ich so, als wäre nichts: Ich führte mein Gespräch dem Anschein nach unbeirrt weiter und setzte meinen Weg fort. Das hatte ich über Jahre trainiert, und ich hatte mich daran gewöhnt, dass das eben so war. Normal. Aber schön ist etwas anderes.

Therapeutin: Dass solche Situationen viel Angst hervorrufen, ist verständlich, denn du kannst die Situation (die Hunde) nicht kontrollieren. Gleichzeitig einem Gespräch folgen zu wollen, ist eine große Herausforderung, denn – wie bereits oben erklärt – ist dein Nervensystem in höchster Alarmbereitschaft und möchte sicherstellen, dass du unversehrt bleibst. Wenn es möglich ist, schildere deinem Gesprächspartner, was in dir vorgeht, damit er dir zur Seite stehen kann. Beobachtet gemeinsam die freilaufenden Hunde und sucht nach Hinweisen, die deutlich machen, dass sie sich nicht für dich interessieren. Währenddessen geht ihr langsam weiter, damit du in ein sicheres Umfeld kommst, in dem du dich beruhigen kannst. Sei verständnisvoll mit dir und verurteile dich nicht. Noch kannst du deine Angst nicht beeinflussen, aber das kannst du ändern.

Die gute Nachricht zu diesem Beispiel: Ein Hund, der sich nicht direkt für dich interessiert, wird es auch dann nicht tun, wenn er schon an dir vorbeigelaufen ist. Für den Hund gibt es direkt vor seiner Nase viel interessantere Gerüche und Objekte zu erkunden.

Ein weiteres Puzzlestück für das bessere Verständnis zwischen Hundephobiker und Hund, das zudem hilft, Missverständnisse zu vermeiden, bietet das Wissen über "Herrchen und Frauchen" im folgenden Kapitel.

Was der Hundehalter über den Hund verrät

In der heutigen Zeit ist es glücklicherweise so, dass die meisten Hundehalter bemüht sind, eine gute Beziehung zu ihrem Hund zuführen, so dass der Hund zuverlässig auf seinen Halter reagiert, wenn dieser ihn zu sich ruft. Übrigens lassen sich hieraus auch die Parallelen zwischen Hund und Halter ableiten.

Daher meine Empfehlung: Schau dir den Hundehalter an - er wird meist den passenden Hund bei sich haben.

Anzeichen für ein gutes Verhältnis zwischen Hund und Mensch:

Der Hund hält sich gerne in der Nähe seines Menschen auf, orientiert sich an ihm und prüft immer wieder, dass der Abstand zwischen beiden nicht zu groß wird. Diese Teams kommunizieren meist nonverbal, denn sie haben sich gut aufeinander eingestimmt.

Wird der Hund vom Halter gerufen, kommt er gerne und freudig herbei. Dies vermittelt dem Umfeld, dass der Mensch seinen Hund führen kann und dass der Hund sich an seinem Menschen orientiert und ihm gerne folgt.

Umgekehrt gibt es auch Anzeichen für eine ungünstige Beziehung zwischen Hund und Halter, die eine erhöhte Aufmerksamkeit als Passant rechtfertigen kann:

Ein Hund, der macht, was er will, ist quasi ohne Führung, aber nicht automatisch auch gefährlich. Er ist eher wie ein ungezogenes Kind, das keine sichere Bindung und keine Grenzen erfahren hat und daher nicht wissen kann, wo diese sind. Diese Hunde wissen sehr genau, ob ihre Menschen sie im Blick haben, und nutzen gerne jede Gelegenheit, "ihr Ding" zu machen. So kann es schnell vorkommen, dass der Hundehalter telefoniert oder sich mit einem anderen Menschen unterhält und der Hund sich, immer der Nase nach, über viele Meter entfernt oder einem Kaninchen nachläuft.

Normalerweise sollte es so sein, dass ein Hund nur dann abgeleint wird, wenn er ungefährlich ist. In den allermeisten Fällen ist dies auch so. Siehst du also ein solches Team von abgelenktem Mensch und unkontrolliertem Hund, so schaue, was dir jetzt helfen könnte. Möglicherweise ist es für dich angenehmer, einfach umzudrehen und in eine andere Richtung zu gehen. Hast du den Mut, den Halter anzusprechen, dann bitte ihn, seinen Hund zu sich zu rufen, damit du dich sicherer fühlen kannst. Leider gibt es Hundehalter, die wenig Rücksicht nehmen und anderen einiges zumuten. Das können wir leider nicht ändern.

Zerrt ein großer Hund bellend an der Leine und sein Halter hat Schwierigkeiten, ihn zu bändigen, dann wirkt dies nicht nach einem sicheren Miteinander und kann Menschen und andere Tiere in der Umgebung verunsichern. Hier empfiehlt es sich, einen großen Bogen zu machen.

Klientin: Mein persönlicher Hundehalter-Check

Wenn ich einem Hund begegnet bin, habe ich immer sofort geprüft oder geschaut, wer zu ihm gehört. Im besten Fall erschloss sich das aus dem anderen Ende der Leine. Gab es eine Leine zwischen Hund und Hundehalter, war das allein schon eine große Erleichterung. Herrchen oder Frauchen waren in diesem Fall nicht weit weg und hatten den Hund offensichtlich "im Griff".

Die Leine war also meine erste Beruhigung, damit der Alarmpegel nicht ins Unermessliche anstieg, es sei denn, diese tolle Leine entpuppte sich im nächsten Moment als das Modell "Ich-fahre-mich-gerne-unberechenbar-unendlich-lang-aus-wenn-mein-Hund-das-wünscht". Dann war der Schock, dass der Hund zwar an einer Leine war, aber trotzdem laufen konnte, wohin er wollte, umso größer.

Ließen Hundehalter ihre Tiere frei laufen, war der Angstpegel natürlich deutlich höher als bei angeleinten Hunden. Die waren für mich besonders schlimm am Strand - wenn ich gar nicht zuordnen konnte, zu wem dieser freilaufende Hund überhaupt gehörte. Das verstärkte in mir sofort das Gefühl der absoluten Hilflosigkeit. Wenn ich Hilfe gebraucht hätte, an wen hätte ich mich dann wenden können? Da war niemand, der den Hund hätte zurückpfeifen können; niemand, den ich hätte anflehen können, den Hund von mir zu entfernen! Von daher ist für mich die magische Wirkung der Leine auf Menschen mit Angst vor Hunden nicht zu unterschätzen. Sie begrenzt (im besten Fall) den Aktionsradius des Hundes und sie zeigt mir: Ich bin nicht allein mit der Situation, denn da ist noch der Hundehalter, der mir vielleicht hilft.

Vor Omas mit kleinen "Plüschhunden" hatte ich fast nie Angst. Vielleicht spürte ich da unbewusst: Wenn die Oma mit dem Hündchen klarkommt, dann schaffe ich das ja wohl auch noch so gerade. Anders war das erstaunlicherweise bei Kindern. Da gingen sofort meine Alarmsirenen an. Vor allem, wenn kleine Kinder große Hunde ausführten oder vielmehr der Hund das Kind ausführte. Dann hatte ich besonders große Panik. Mir fehlte jegliches Vertrauen in diese Kombination, denn ich traute dem Kind nicht zu, dass es den Hund sicher führen konnte.

Natürlich habe ich auch einen großen Bogen gemacht, wenn der Hundehalter nicht gerade vertrauenerweckend wirkte, und dann der Hund - oft eine Kampfhunderasse - in der Kombination mehr wie eine Waffe und weniger wie ein Haustier und Freund fürs Leben erschien. Zum Glück waren diese Hunde aber immer an einer festen Leine! Ich hatte auch tatsächlich nicht einen einzigen unangenehmen Zwischenfall mit diesen Menschen und ihren Hunden. Aber meine Angst war dennoch immer riesig!

Therapeutin: Wenn der Halter den Hund nicht führt, führt der Hund den Menschen!

Menschen haben unterschiedliche Beweggründe, sich einen Hund zu halten. Für alle Menschen ist der Hund ein Sozialpartner, Familienmitglied, Kollege oder Mitarbeiter und erfüllt unterschiedliche Aufgaben.

- Einige Menschen leben über den Hund ihren Freiheitsdrang aus und erlauben ihm zu tun und zu lassen, was er will.
- Andere wiederum haben ein geringes Selbstwertgefühl und fühlen sich mit ihrem Hund sicherer.
- Menschen, die sich alleine fühlen, erleben den Hund als Freund oder Partnerersatz und neigen dazu, ihr Tier zu sehr zu verwöhnen und permanent zu “besprechen”. Hier hat der Hund meist schon auf “Durchzug” gestellt, um die Dauerbeschallung überhaupt zu ertragen.
- Manche Hundehalter betrachten ihre Hunde auch als ihre Kinder. Häufig ist davon auszugehen, dass diese Hunde machen, was sie wollen. Da sie in den allermeisten Fällen klein sind, ignoriert man sie am besten und geht mit aufrechter Körperhaltung an ihnen vorbei.

Grundsätzlich lässt sich sagen: Wenn der Hundehalter nicht die Führung übernimmt, wird es der Hund tun. Dies erkennt man daran, dass er sein Herrchen oder Frauchen durch die Grünanlagen zerrt, jeden anbellt, pöbelt, darüber entscheidet, wer die Wohnung betreten darf, wer im Bett schläft und wann es Futter gibt. Dies tut der Hund, um sein Rudel zu sichern - nicht, weil er böse ist.

Wie kannst du Unterstützung von Hundehaltern erhalten?

Grundsätzlich kannst du immer den Hundehalter bitten, seinen Hund zu sich zu rufen. Den Hund wird es meist wenig interessieren, dass du seinen Menschen ansprichst, solange du genügend Abstand zum Hundehalter hältst und nicht aggressiv wirkst. Die dann üblichen Hinweise seitens des Halters, wie "Der tut nix!" sind für dich wenig hilfreich. Versuche trotz deiner Angst freundlich zu bleiben und sage beispielsweise: "Das freut mich, aber würden Sie es mir zuliebe dennoch tun? Das wäre sehr nett von Ihnen!" Die meisten Hundehalter reagieren dann und rufen ihren Hund - der muss dann nur noch kommen.

Sollte dies nicht der Fall sein, ist es ratsam, einen gebührenden Abstand zu halten und den Hund - wie bereits erläutert - möglichst zu ignorieren. (Siehe auch Seite 79 "Die Kunst des Ignorierens".)

Klientin: Wenn Gefühle eskalieren

Das klingt natürlich gut, aber in der Praxis war es fast schwieriger, die Empörung und Wut über die fehlende Bereitschaft des Hundehalters im Zaum zu halten, als die Angst vor dem Hund einigermaßen zu bändigen. Wie können Betroffene mit diesen explosiven Gefühlen in dem Moment umgehen?

Mein Adrenalinspiegel war durch die Angst vor dem Hund bereits bei 100 Prozent, und dann kam noch diese Wut dazu. Wie kann ein Hundephobiker dafür sorgen, dass trotz seines Gefühls der Hilflosigkeit nicht auch alle anderen Gefühle außer Kontrolle geraten?

Therapeutin:

Das ist total verständlich und auch diese Gefühle wollen ernst genommen werden. Fühle die Wut, denn sie ist ein Ausdruck deiner Angst und will dir helfen, dich zu schützen. Dein Körper schüttet Adrenalin aus, um dich für einen Kampf oder eine Flucht vorzubereiten. Diese Energie will und muss durch Bewegung oder Laute von dir ausgedrückt werden, sonst bleibt sie in deinem Körper und sorgt nachhaltig für weiteren Stress. Nicht selten entlädt sie sich in einer Notsituation in wütenden Beschimpfungen und den dazu gehörigen Körperreaktionen (Gesichtsausdruck, Stimme und Körperspannung) oder sogar im Angriff. Sollte es dir also schon passiert sein, dass du einen Hundehalter verbal angegriffen hast, so sei verständnisvoll mit dir. Du warst in höchster Not und musstest dich verteidigen. Wenn du diese Wut zukünftig noch einen Moment länger kontrollieren kannst, bis du aus der Gefahrensituation heraus bist und sie somit nicht am Hundehalter auslassen musst, dann lasse sie direkt im Anschluss an die Hundebegegnung raus. Dies kannst du tun, indem du rennst, stampfst, schnaufst oder in die Luft boxt. So gibst du der natürlichen Reaktion des Körpers den Raum, den er zu seiner Verteidigung braucht, und dein Adrenalinspiegel kann wieder sinken.

Je mehr du an dem Abbau deiner Angst arbeitest, umso seltener wirst du diese Wut empfinden, weil die angstauslösenden Situationen immer seltener vorkommen werden.

Vielleicht hilft es dir auch zu erfahren, dass es gesetzliche Regelungen gibt, was Hundehalter dürfen und was nicht. Daher geben wir dir im nächsten Kapitel einen kleinen Einblick.

Gesetzliche Regelungen und gefährliche Hunderassen

In Deutschland gibt es das sogenannte Landeshundegesetz, in dem genau geregelt ist, wie Hunde gehalten werden dürfen bzw. müssen. Der §4 des LHundG NRW zum Beispiel geht auf die "gefährlichen" Hunde ein und führt dazu sogar Rassen auf. Ich (Birgit) kann diesen Ansatz persönlich nicht teilen, denn, wie eingangs bereits beschrieben, kommt kein Hund gefährlich zur Welt. So kann ein Yorkshire-Terrier unberechenbar sein, während ein sogenannter Kampfhund am liebsten den ganzen Tag auf dem Sofa liegen und mit den Kindern kuscheln möchte. Die Kategorisierung von Lebewesen ist daher meines Erachtens nicht wirklich möglich. Dennoch halte ich es für richtig, dass auffällig gewordene Hunde einer besonderen Sicherung zum Schutz für Menschen und andere Lebewesen unterliegen müssen. Dies beinhaltet hohe Auflagen für Hundehalter und Hund.

Das bedeutet, dass in Deutschland bereits auffällig gewordene Hunde einen Maulkorb tragen und/oder an der Leine geführt werden müssen. Für diese Hunde wünsche ich mir als Hundeliebhaber eine fundierte Resozialisierungsmaßnahme durch geeignete Fachleute, die den Hund dabei unterstützen, seine seelischen Wunden zu heilen, die meist Ursache für sein Verhalten sind.

Klientin:

Warum heißen Kampfhunde eigentlich Kampfhunde? Ist es nur ein Vorurteil, dass man sich vor ihnen fürchten sollte? Man liest ja immer wieder, dass ein solcher Hund tatsächlich ein Kind und manchmal auch einen Erwachsenen zum Teil lebensbedrohlich verletzt hat.

Therapeutin:

Dies liest man deshalb über diese Fälle, weil es sich gut verkaufen lässt. Mindestens genauso viele Dackel, Yorkshire-Terrier und Chihuahuas verletzen Menschen und andere Tiere ebenfalls, nur werden diese Vorfälle selten zur Anzeige gebracht und sie wären kein "Stoff" für eine reißerische Story. Und natürlich sind die Verletzungen durch solche Hunde meist nicht so schlimm wie die durch Schäferhunde, Rottweiler und andere Hunde aus den höheren "Gewichtsklassen". Ich wurde schon dreimal gebissen und jedes Mal war ich alleine verantwortlich dafür. Das erste Mal habe ich als Kind die knurrende Warnung des Hundes missachtet und habe ihn trotzdem anfassen wollen. Beim zweiten Mal warf mir jemand einen Ball zu, dem der zwischen uns stehende Schäferhund nachspringen wollte. Leider verfehlte er den Ball und die Zähne seines weit aufgerissenen Fangs verletzten mich im Gesicht. Im dritten Fall wollte ich einen entlaufenen Hund von einer viel befahrenen Straße retten. Als er sich nicht anlocken ließ, griff ich beherzt sein Halsband. Nicht flüchten zu können, löste Angst in ihm aus und er biss mir reflexartig die halbe Fingerkuppe ab. Keiner der Hunde war bösartig und würde die Bezeichnung "Kampfhund" verdienen.

Kampfhunde wurden in früheren Jahrhunderten in der Tat für Kriege und Kämpfe gegen andere Tiere (Hunde, Bullen

u. Ä.) eingesetzt und tragen daher diesen Namen. Sie zeichnen sich aus durch Mut, Kraft, Ausdauer, eine sogenannte Kampflust und vor allem ihre Beißkraft. Schaut man sich die Kiefermuskulatur dieser Hunde an, so verwundert es nicht, dass sie ohne Probleme einen Knochen durchbeißen könnten. Interessanterweise, und das dürfte einen Hundephobiker einerseits wundern und andererseits beruhigen, wurde bei den damaligen Züchtungen dieser Hunde für Kampfarenen darauf geachtet, dass sie keinerlei Aggressionen gegen Menschen zeigen. Schließlich musste gewährleistet sein, dass die Menschen die Hunde im Kampf voneinander trennen konnten, ohne selbst dabei verletzt zu werden.

Hundekämpfe sind glücklicherweise mittlerweile verboten, finden jedoch in gewissen Szenen leider immer noch illegal statt.

Die Kampfhunde, die wir beim Spaziergang sehen, sind Hunde, die wie Dackel & Co ihr Leben mit ihren Menschen teilen und enge Beziehungen zu ihnen eingehen. Sie sehen mit ihren Muskelpaketen zwar immer noch so aus wie Kampfhunde und hätten auch das Zeug dazu, aber vom Wesen sind sie meist sanft und liebenswert.

In Deutschland gibt es, wie oben schon erwähnt, eine Liste, in der gefährliche Hunde wie Rottweiler, Bullterrier oder Pitbull Terrier aufgeführt sind. Daher nennt man diese Hunde "Listenhunde".

Je nach Bundesland müssen Interessierte, um einen solchen Hund halten zu dürfen,

- volljährig sein,
- ein Führungszeugnis vorlegen oder den Hundeführerschein bestehen,
- enorm hohe Kosten für Hundesteuer (ca. 1000 € pro Jahr) bezahlen und
- mit dem Hund einen Wesenstest durchlaufen.

Aufgrund dieser Liste, die vor einigen Jahren durchgesetzt wurde, haben Hundehalter unfassbar viele "Kampfhunde" in den Tierheimen abgegeben.[1] Sie konnten sich ihre Hunde nicht mehr leisten. Kann das die Lösung sein? Dänemarks Regierung lässt sogar Hunde und Mischlinge dieser Rassen durch die Polizei beschlagnahmen und töten.[2]

Hat ein Hund, egal ob "Normalhund" oder Kampfhund, einmal ein anderes Lebewesen verletzt, können Auflagen auf die Halter zukommen. Dies bedeutet Leinenzwang oder sogar Maulkorb. Siehst du also einen Hund mit Maulkorb, dann kann es sein, dass er in manchen Situationen - nicht in allen - seine Kontrolle verlieren könnte. Wir wissen nicht, was ein Tier früher erlebt hat, und manchmal gibt es Reize, die eine Kampfreaktion auslösen können. Um Verletzungen zu verhindern, trägt er zur Sicherheit diesen Maulkorb. Meist werden die Maulkörbe zu Hause wieder abgenommen, weil sich die Hunde in der gewohnten Umgebung, ohne die möglichen Auslöser, völlig unauffällig verhalten.

1 https://www.tierschutzbund.de/hunde/so-genannte-kampfhunde/
2 http://tyskland.um.dk/de/uber-uns/news/newsdisplaypage/?newsid=13ccf5a3-527c-4a2e-a501-e16f25c6fef1

Gibt es eine Leinenpflicht?

Die Leinenpflicht ist je nach Bundesland sehr unterschiedlich geregelt.[3] Innerorts und an öffentlichen Plätzen, in öffentlichen Gebäuden oder Verkehrsmitteln sind Hundehalter in der Regel verpflichtet, ihren Hund an der Leine zu führen. Außerhalb von Ortschaften gibt es beispielsweise in Naturschutzgebieten Hinweisschilder, die auf die Leinenpflicht hinweisen. Ansonsten darf der Hund außerhalb der Ortschaft meist frei laufen, und das braucht er auch für ein artgerechtes Leben.

Therapeutin:

Meine Hunde laufen meist frei und halten sich in meiner Nähe auf. Unsere Beziehung ist wie eine unsichtbare Leine. Kommen uns Menschen entgegen, gehen beide Hunde direkt neben mir, und wenn ich sehe, dass jemand unsicher ist, werden sie für mein Gegenüber angeleint. Das ist der einfachste Weg zu einem rücksichtsvollen Miteinander.

Wie du das Risiko, von einem Hund angegriffen zu werden, massiv erhöhen kannst!

Meinte Sonja vor der Therapie noch, dass Hund und Humor sich nicht vertragen würden, so hat sich dies inzwischen komplett gewandelt. Wir hoffen, dass alle Leser schmunzelnd die Überschrift dieses Kapitel auf sich wirken lassen können, denn es kommt in der Tat höchst selten vor, dass ein Hund ohne

3 https://tierschutz.bussgeldkatalog.org/leinenzwang/

Grund einen Menschen angreift. Diese Nachricht ist durchaus ein Grund, einmal tief durchzuatmen und ein wenig zu entspannen.

Meist sind Hundeangriffe eine Reaktion auf das falsche Verhalten von uns Menschen.

Beispiele, wie du einen Hund provozieren kannst:

- Bedränge oder bedrohe den Hund!
- Versuche, ihm sein Spielzeug oder seinen Knochen wegzunehmen!
- Sei übergriffig seinem Halter oder anderen Mitgliedern seines Rudels gegenüber!
- Betritt ohne Beisein des Hundehalters das Grundstück oder das Haus, welches der Hund bewacht!
- Löse den Jagdinstinkt des Hundes aus, indem du (schreiend) vor ihm wegläufst!

Der Hund hat naturgemäß unterschiedlich ausgeprägte Triebe, nach denen er handelt:

- Er jagt bzw. hütet,
- er bewacht sein Territorium,
- er beschützt sein Rudel,
- er schützt sich und sein Überleben,
- er verteidigt seine Ressourcen (Knochen, Spielzeug, Mensch, Kumpel usw.) und
- er pflanzt sich fort.

Solange du keinen dieser Triebe ansprichst oder verhindern willst, wirst du in der Regel einem entspannten Hund begegnen.

Vorsicht, bissiger Hund?

Das Schild mit dem Hinweis "Vorsicht, bissiger Hund!" ist ein Bestseller im Baumarkt. Schade, dass stattdessen nicht darauf zu lesen ist: "Lass mich bitte in Ruhe!" Gut sozialisierte Hunde beißen, wie wir inzwischen gelernt haben, nur dann, wenn ihre Grenzen überschritten werden und vorab deutliche Körpersignale wie ein Wegdrehen des Kopfes, Rückzug, Knurren und Zähnezeigen des Hundes missachtet worden sind. Es muss also eine massive Grenzüberschreitung vor einem Hundeangriff stattgefunden haben.

Hat jedoch ein Hund schlechte Erfahrungen mit Menschen gemacht, so kann er sofort zubeißen, wenn man ihm zu nahe kommt, weil er möglicherweise gelernt hat, dass nur der Einsatz dieses Mittels seine Grenzen und sein Leben bewahren kann. Aber auch einem solchen Hund müsste man sich erst bis auf wenige Meter nähern - er wird in den seltensten Fällen einfach so auf einen Menschen zulaufen und ihn angreifen, sondern viel lieber das Weite suchen wollen.

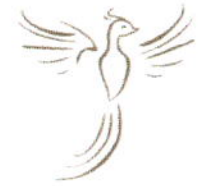

5. Kapitel

Der Weg in die Freiheit: eine Therapie gegen Hundephobie

In der Theorie ist eine Verhaltenstherapie gegen Hundephobie ganz einfach, denn nur drei wichtige Schritte führen zum Ziel:

1: Die eigene Angst und ihr Ausmaß erkennen und sinnvolle Maßnahmen ergreifen.

2: Die Angst als hilfreichen Schutzmechanismus erkennen und annehmen.

3: Die Angst in Sicherheit transformieren. Sich mit der Angst auseinandersetzen - aber wie?

In der praktischen Umsetzung warten einige Herausforderungen - sowohl für den Betroffenen, der die Angst überwinden möchte, als auch für den Therapeuten.

Damit beide zusammenkommen, muss zunächst der erste Schritt stattfinden - die Kontaktaufnahme. Gerade dieser Schritt fällt den Betroffenen in der Regel besonders schwer.

Kontaktaufnahme – der erste Schritt ist der schwierigste

Klientin: Die Überwindung, eine Therapie zu starten – ein großer Schritt und ein Geschenk fürs Leben, das ich mir selbst gemacht habe.

Ich hatte lange mit dem Gedanken gespielt, eine Therapie gegen meine Angst vor Hunden zu beginnen. Immer wieder schwirrte da dieser eine nicht vollendete Satz in meinem Kopf: "Eigentlich müsste ich mal ..." Ein Satzanfang, der sich leicht beiseiteschieben lässt. Wie praktisch! Eine kurze Recherche, ein Gespräch mit meinem Mann, an wen man sich denn wohl wenden könnte, endete immer in Ratlosigkeit. "Keine Ahnung!" Es muss ein Therapeut sein, der sich mit Menschen mit Hundeangst auskennt und der mit Hunden arbeitet, so viel stand fest. Es musste also jemand sein, der darauf spezialisiert ist. Aber wie den richtigen Therapeuten finden? Ich wollte ja nicht zu irgendeinem aus dem Telefonbuch gehen. Mein Fazit damals: "Wenn ich nicht weiß, an wen ich mich wenden kann, dann kann ich das Vorhaben wohl *leider* doch nicht in Angriff nehmen." Damit wurde das Thema dann erst einmal wieder vertagt - für Jahre.

Doch mein Leidensdruck wurde größer. Eigentlich war es weniger ein Leiden als vielmehr ein unbändiger Herzenswunsch, der in mir wuchs, diese Angst endlich abzulegen. Dieses große Ziel war mein Antrieb - weniger für mich allein, aber für meine Kinder wollte ich das schaffen!

Mein Schlüsselmoment war, als ich beobachtete, dass mein Sohn ebenfalls überängstlich auf Hunde reagierte und als kleines Kind bei einem Spielgruppentreffen einen ganzen Nachmittag nicht vom Trampolin im Garten herunterkam. Er folgte nicht wie üblich den anderen Kindern ins Haus, um dort weiterzuspielen. Somit war mir schnell klar: Für ihn ist das kein Trampolin, sondern der einzige sichere Ort vor dem Haushund, der wie wild durch den Garten fegte. Dabei handelte es sich um einen Straßenhund, frisch aus dem Urlaub mitgebracht, der sich gerade bei der Familie einleben sollte - jung und ungestüm! Als sich der Hund dann doch für einen Moment woanders aufhielt, wagte mein Sohn sich heraus und suchte natürlich sofort Schutz bei mir. Klar, bei seiner Mutter, wo sonst? Aber ausgerechnet bei mir? Ich hatte ja noch mehr Angst als er, nur dass ich mich zwang, dennoch möglichst unauffällig am Kaffeetisch sitzen zu bleiben. Ganz ehrlich: Lieber hätte ich mich damals mit meinem Sohn gemeinsam den Nachmittag über ins Trampolin gesetzt! Ich nahm ihn auf den Schoß, aber ich war ihm nicht wirklich eine Hilfe. Ganz im Gegenteil!

In diesem Moment fiel der Entschluss für eine Therapie, denn mein Bedürfnis, eine "gute Mutter" zu sein, und der dringende Wunsch, meine Angst nicht "weiterzuvererben", waren größer als meine Angst vor Hunden. Zugleich spürte ich diese unsägliche Hilflosigkeit, sobald ich nur an einen Hund dachte.

Mir war klar: "Das schaffe ich nicht allein. Ich brauche jemanden, der mir hilft."

Dieses Eingeständnis war ein wichtiger Schritt. Das bedeutete: Ich MUSSTE jemanden finden, der mir professionell zur Seite steht. Durch eine Internetrecherche erzielte ich ein paar Treffer - Menschen, an die ich mich wenden konnte. Zu meinem großen Glück bin ich bei dieser Suche auf Birgit gestoßen.

Und doch kamen auch leise Zweifel auf, ob ich den Schritt wirklich gehen sollte. Ob ich das überhaupt könnte? Mich mit Hunden – mit meiner Angst – gezielt konfrontieren? Mir dämmerte schon, dass ich diese Therapie nicht in Vollnarkose würde machen dürfen. Die Vorstellung hätte mir durchaus gefallen ... Den Kontakt zu Birgit aufzunehmen und eine Therapie zu beginnen, kostete mich Überwindung, denn es widersprach komplett meiner lebenslangen Strategie, den Vierbeinern aus dem Weg zu gehen. Ich wollte mich ja nicht wirklich freiwillig mit diesen Geschöpfen treffen.

Sollte ich bei Birgit anrufen? Es ging nicht. Ich habe eine Mail geschrieben. Insgeheim hatte ich wohl noch immer ein bisschen die leise Hoffnung, die Mail würde im Nirwana des Internets verschwinden und Birgit würde nie antworten. Dann hätte ich daraufhin die Entscheidung "notgedrungen" erneut vertagen müssen. Aber sie meldete sich. Wir vereinbarten einen Gesprächstermin am Telefon. Damit war der schwierigste Schritt bereits getan, nur wusste ich das zu dieser Zeit noch nicht.

Als ich Birgit anrief, drang eine Riesenportion Verständnis durch die Telefonleitung! Birgits Worte wanderten aus dem Hörer durch mein Ohr und suchten sich sofort ein Plätzchen in meinem tiefsten Innern. Ein Mensch mit Hunden, der meine Ängste versteht? Wie genial war das denn? Eine Therapie, bei der ich beim ersten Treffen keinem Hund begegnen musste? Das klang irgendwie fast machbar. Und dann kam eins zum anderen. Ich bin einfach nur dankbar dafür. Die Basis war gelegt mit dem ersten Telefonat. Sofort spürte ich, Birgit vertrauen zu können, obwohl ich sie nicht kannte.

Und dann habe ich es einfach gewagt: Wir haben einen ersten Termin für ein Treffen bei ihr vereinbart, ich habe ihr mein Vertrauen geschenkt - und ich habe so viel Lebensfreude und Freiheit durch sie sowie Linus und Merlin, ihre Hunde, zurückbekommen: ein Geschenk fürs Leben!

Therapeutin: Mit Einfühlungsvermögen, Verständnis, Sicherheit und einer Prise Humor ...

Der Klient muss vor Beginn der Therapie die Möglichkeit haben, mit dem Therapeuten all seine **Fragen klären** zu können, um für sich Sicherheit zu schaffen. Der erste Schritt in die Praxis ist der schwerste. Der Therapeut kann ihm dabei helfen, indem er folgende Punkte erklärt:

- Wie wird gearbeitet?
- Wie wird mit Grenzen umgegangen?
- Wie wird auf den Klienten eingegangen?
- Wie ist der Therapieaufbau?
- Wie sehr hat der Klient Einfluss auf Tempo und Inhalt?
- Wie viel Zeit wird ungefähr benötigt?
- Wie hoch sind die Kosten?
- Wie kann eine größtmögliche Sicherheit für den Klienten geschaffen werden, damit es ihm leichter fällt, diese Hürde zu nehmen und in die Therapie zu kommen?

Der Therapeut muss alle Zusagen zu 100 Prozent einhalten und kommunizieren, wenn es Änderungen geben sollte. So kann der Klient neu entscheiden und gerät nicht in Situationen, die ihn verunsichern.

Einen allgemeingültigen "Wegweiser" durch eine Therapie zu entwickeln ist schwierig, denn die Vielschichtigkeit der menschlichen Psyche bietet mehr als 1000 Möglichkeiten, wie eine solche Angst entstehen kann, und jeder Mensch ist als Wesen einzigartig, weshalb individuell auf jeden eingegangen werden sollte. Wichtig ist vor allem, zunächst eine Vertrauensbasis zu schaffen, damit der Klient all seine Gedanken und Gefühle rund um das Thema Angst in sicherer Umgebung endlich einmal aussprechen und fühlen kann. Dadurch empfinden die meisten Betroffenen bereits eine große Erleichterung, denn endlich erfahren sie Verständnis für ihre Situation.

Anschließend schauen wir gemeinsam, wie mehr und mehr Raum für Sicherheit entstehen kann, die ja so lange gar keinen Platz hatte. Je mehr Sicherheit entsteht, umso mehr kann die Warnung des Körpers vor drohender Gefahr ihre Alarmlautstärke reduzieren. Der Weg geht also mehr in Richtung **Aufbau von Sicherheit.** Die Ursache ist zunächst gar nicht so sehr von Belang. Häufig wissen Klienten den Auslöser ihrer Angst gar nicht mehr und er taucht in der tiefen Arbeit während der Therapie auf. Im Grunde wird mit dem Nervensystem eine Art Neuverhandlung der Umgangsweise mit der Angst vorgenommen. So entsteht Entspannung und etwas Neues kann sich an den Platz der Angst setzen.

Das Ziel der Therapie ist es, dass der sichere Lebensraum, der sich für den Klienten aufgrund seiner Angst sehr klein anfühlt, nach und nach vergrößert wird und er sich nicht nur in der eigenen Wohnung sicher fühlt, sondern immer mehr auch außerhalb der eigenen vier Wände.

Dies wird möglich durch **individuell angepasste Therapieschritte** sowie das Vermitteln der Hundesprache. Der Therapeut muss also selbst sehr gut die Hundesprache verstehen können. So kann er vermitteln, warum es z. B. für einen Hund normal ist, an einem Menschen hochspringen zu wollen. Dies tun Hundekinder nämlich, weil sie der von der Jagd heimkehrenden Mama das Essen aus dem Schlund entlocken wollen. Der Hund will beim Hochspringen also nicht ins Gesicht beißen, sondern ist voller Vorfreude auf mögliche Nahrung.

Dass der Therapeut eine **fundierte therapeutische Ausbildung** hat und seine **Hunde gut sozialisiert** sind, setzen wir hier voraus.

Eine **Therapiesitzung** umfasst in der Regel 45-90 Minuten und findet über mehrere Wochen alle 5-10 Tage statt. So wird eine komplette Therapie bei ausgebildeten Therapeuten im Durchschnitt bei 10 Sitzungen zwischen 800-1500 € kosten.

Die Angst als hilfreichen Schutzmechanismus erkennen und annehmen

Im Gespräch mit einem Therapeuten ist es sehr hilfreich, die eigene Angst einmal in vollem Maße auszusprechen, denn schließlich sind die Betroffenen häufig mehrere Jahre damit beschäftigt gewesen, ihre Angst zu unterdrücken oder gar zu verbergen. Dies kostet Kraft und führt dazu, dass ein Teil der eigenen Persönlichkeit keinen Platz im Leben haben darf. Dies wiederum hat zur Folge, dass sich die Betroffenen selbst nicht ganz annehmen können und einen Teil von sich immer wieder ablehnen und loswerden wollen.

Therapeutin: Inneren Frieden schließen

Die Therapie beginnt damit, dass wir die Angst als einen hilfreichen Teil des Organismus betrachten (vgl. Seite 32 f.), der eine wichtige Funktion im Leben der Betroffenen übernommen hat. Auch schauen wir auf die positiven Eigenschaften dieser Angst und würdigen ihre Absicht als schützendes Element für den betroffenen Menschen.

Klientin: Sich endlich verstanden fühlen

In der Therapie hatte ich tatsächlich das erste Mal in meinem Leben das Gefühl, einer Hundebesitzerin gegenüberzusitzen, die ihre Tiere über alles liebt - und dennoch meine Angstgefühle wirklich versteht, respektiert, ernst nimmt und aufnimmt. Es hat gutgetan zu hören, dass diese Angst und der Wunsch nach Distanz zu fremden Hunden völlig okay ist und durchaus hilfreich sein kann. Das war sehr befreiend. Natürlich hat es mich auch ermutigt zu hören, dass ich bei weitem nicht die Einzige mit dem Problem bin und dass es Klienten gab, bei denen die Angst noch viel stärker ausgeprägt war und die dennoch tolle Erfolge erzielt haben. Da ich bis dahin niemanden in meinem Umfeld kannte, der mehr Angst vor Hunden hatte als ich, war das eine willkommene kleine Offenbarung, die mich gleich zu Beginn versöhnlich und hoffnungsfroh gestimmt hat.

Die Angst in Sicherheit umwandeln

Therapeutin: In kleinen Schritten zum Ziel

Zu Beginn der Therapie prüfen Therapeut und Klient, welches Verhalten Hunde zeigen müssen, um beim jeweiligen Klienten die verschiedensten Reaktionen auszulösen (Angsthierarchie).

Hieraus entwickelt der Therapeut den jeweiligen Therapieplan, der den Klienten schrittweise aus seiner Angst herausführen soll. Achtsam begleitet der Therapeut seinen Klienten an die jeweilige “Angsthürde” und unterstützt ihn darin, seine Hundephobie in vielen kleinen Schritten zu überwinden. Für die weitere Arbeit zu Hause gibt der Therapeut Übungen mit, die dem Klienten nach und nach die Fähigkeit geben sollen, sich selbst und fremden Hunden besser zu trauen.

In der hier vorgestellten Therapie bei Hundephobie wird das alte Verhaltensmuster des Klienten durch ein neues ersetzt. Der Klient begegnet schrittweise dem “angstauslösenden Objekt”, während die Intensität langsam gesteigert wird. Hierbei ist es ausgesprochen hilfreich, Hunde als Co-Therapeuten einzusetzen, weil der Klient sofort die Erfahrung machen kann, wie sich sein Angstlevel verändert.

Die Therapie sollte so konzipiert sein, dass die einzelnen Schritte aufeinander aufbauen. Das Nervensystem des Klienten sollte Zeit haben, das neu Erfahrene zu integrieren und sich in dem neuen Zustand ganz zu entspannen. Wir setzen durch die Therapie einen Impuls, und es braucht ein paar Tage, damit sich neue Bahnen im Gehirn der Klienten entwickeln können.

Es ist empfehlenswert, sich an Therapeuten mit Psychologiestudium bzw. Heilpraktiker zu wenden, die eine entsprechende Ausbildung absolviert haben.

Ein gutes Therapiekonzept kann in relativ kurzer Zeit (10-15 Sitzungen) eine deutliche Verbesserung für den Klienten zur Folge haben.

Was dir vielleicht Mut macht, ist die Formulierung meiner Klienten zum Therapieende: "Wenn ich gewusst hätte, dass es so leicht ist, meine Angst zu überwinden, wäre ich viel früher gekommen!"

Klientin: Verhaltenstherapie – ein Gefühlskarussell

Die Treffen mit Birgit haben sehr viel in mir ausgelöst: nicht nur die etlichen Aha-Effekte beim Lernen des Hunde-Einmaleins, sondern vor allem auch Gefühle. Während meiner Therapie wurden so viele Emotionen frei - eine ganz wilde Mischung aus den verschiedensten Bereichen. Interessanterweise waren fast alle Gefühlslagen vertreten bis auf die eigentliche Angst vor Hunden, wegen der ich die Therapie begonnen hatte. Meine typische Angst vor Hunden habe ich während der Therapie nicht gespürt oder erlebt, da wir uns immer auf einem für mich vertretbaren Stresspegel bewegt haben. Ich würde diese Gefühle bei der Arbeit mit den Hunden eher als Aufregung bezeichnen wollen und nicht als Angst oder gar Panik.

Die Gefühle, an die ich mich im Therapieverlauf am stärksten erinnere, sind:

- **Befürchtungen**, dass ich es nicht schaffe, und
- **Sorgen**, dass die Hunde vielleicht doch mal ganz wild sein könnten,
- **Scham**, dass die Hunde mir so liebevoll begegnen und ich das Gefühl nicht erwidern kann,
- **Wut** über mich selbst, warum ich die Therapie erst jetzt mache,
- **Unverständnis**, warum mir niemand als Kind geholfen hatte,
- **Erleichterung**, dass die Therapie so gut läuft und die Hunde so lieb sind,
- **Befreiung** aus der Hilflosigkeit,
- **Stolz**, jede kleine Hürde aufs Neue überwunden zu haben,
- **Zufriedenheit** mit mir und der Welt und
- ganz viel **Spaß und Freude** mit Birgit und ihren Hunden.

Die 15-minütige Autofahrt von den Therapietreffen zu mir nach Hause war einfach zu kurz, um alle diese Gefühle während des Rückwegs zu verarbeiten. Daher hatte ich seinerzeit begonnen, ein Therapietagebuch zu schreiben. Mir hat es geholfen, die vielen Hundeeindrücke zu verarbeiten. Vielleicht ist das auch eine Möglichkeit für dich, deine Gefühle und Gedanken rund um das Thema Hund herauszulassen und zu ordnen. Ich habe das Aufschreiben als einen Prozess erlebt, der erleichtern und ein Stück weit befreien kann.

Therapietagebuch einer Klientin

Zu deiner Inspiration hier ein Einblick in Sonjas Therapietagebuch.

Die Therapie – Herausforderung 1: Das erste Kennenlernen

Ich sitze auf dem Sofa bei meiner Therapeutin und erzähle ihr, wodurch meine übermäßige Angst vor Hunden entstanden sein könnte. Ich kenne die Geschichte nur aus der Erzählung meiner Mutter. Ich saß wohl mit etwa anderthalb Jahren im Kinderwagen, als ein Schäferhund auf mich sprang und mir ins Gesicht starrte - Auge in Auge. Ich war ganz still und ruhig. Aber eine halbe Stunde später fing ich an zu weinen und war kaum zu beruhigen.

Natürlich kann ich mich nicht daran erinnern, aber ich habe viele andere Erlebnisse mit meiner mir sehr vertrauten Angst und mit mir völlig fremden Hunden in meinem Gedächtnis abgespeichert.

Meine schlimmste Vorstellung ist, dass mir ein finsterer Wachhund unerwartet mit einem Sprung auf die Türklinke die Haustür, an der ich klingele, öffnet und wir uns dann geschockt gegenseitig ins Gesicht starren. In diesem "Worst-Case-Szenario", das ich Birgit beschreibe, würde ich mir wünschen, prompt in Ohnmacht fallen zu können. Zwar wäre ich in meiner Schockstarre sowieso unfähig zu handeln, aber es hätte den unschlagbaren Vorteil, dass ich dann wenigstens diese panische Angst nicht mehr spüren würde. Mir wird in diesem Moment klar: Ich habe auch Angst vor der Angst.

Nach vielen weiteren Fragen, die ich beantworte, erkennt meine Therapeutin schnell, dass ich kein ganz so harter Fall bin, und sie fragt, ob ich mir nicht doch vorstellen könnte, ihren Hund Linus schon jetzt - am Ende der ersten Sitzung - zu treffen. Ich schlucke. Sie erklärt mir ganz genau, was passieren würde. Okay, ich vertraue ihr, und dann holt sie, wie besprochen, Linus herein.

Das Kratzen seiner Krallen auf dem Parkett löst aber sofort einen reflexartigen "Stromschlag" in meinem Körper aus. Aber nur kurze Zeit später erobert sein Hundeblick mich sogar - zum ersten Mal in meinem Leben. Linus schaut mich mit so treuen Hundeaugen an, dass ich mir richtig schäbig vorkomme, diese Zuneigung in keiner Weise zurückgeben zu können. Ihn scheint das aber nicht zu stören. Er kommt langsam auf mich zu. Ganz behutsam. Stück für Stück, nur so weit, wie ich es erlaube.

Am Ende des ersten Treffens liegt Linus schläfrig auf dem Teppich, etwa einen Meter entfernt von mir. Ich klopfe mir nach Anleitung von Birgit sanft auf meine Stirn und über die Wangen, um meine Energiebahnen zu befreien und meine alte verkrustete Angst zu lösen. Plötzlich muss ich lachen, weil mir die ganze Szene so skurril vorkommt. Vielleicht ist das Lachen auch ein Ventil für den kurzen Schreck, den ich spürte, als ich Linus' Krallen hörte - ein Ventil für diese kleine Portion Furcht, die nun im Raum verpufft. Es steckt sogar noch mehr dahinter. Im Lachen schwingt auch ein bisschen Stolz mit, dass ich das bereits geschafft habe: mich nicht total von dem Hund und meiner Angst vereinnahmen zu lassen. Stattdessen konzentriere ich mich zum ersten Mal in meinem Leben mit geschlossenen Augen auf mich, obwohl sich ein Hund im gleichen Raum befindet.

Zum Schluss gibt es noch eine Hausaufgabe: Fernsehen - und das am besten mit den Kindern. Jede Menge Hundesendungen gucken? Ich bin verblüfft, aber weiß sofort: Mein Sohn wird von dieser Methode begeistert sein.

Ich starte noch abends voll motiviert mit Youtube-Videos und wache mitten in der Nacht auf. Vielleicht waren das doch etwas viele Hundebilder auf einmal. Ich sehe nur noch offene Hundemäuler vor mir. Ich bin echt unruhig. Aber durch die Hinweise von den Hundetrainern in den Videos habe ich schon jetzt verstanden, dass ich nicht darauf warten muss, dass die Hundebesitzer selbst den Hund ermahnen. Ich kann - wenn alles gut läuft - eines Tages selber Grenzen ziehen und dem Hund zeigen: bis hier hin und nicht weiter. Mir kommen die Tränen. Das wäre einfach zu schön, um wahr zu sein. Es ist mitten in der Nacht. Vielleicht ist es doch alles nur ein Traum?

Herausforderung 2:

Gemeinsam mit einem Hund draußen unterwegs sein

Wir sind an einem Feldweg verabredet. Birgit erklärt mir, dass ich mich jederzeit ins Auto zurückziehen könne, wenn ich eine Pause bräuchte. Linus sei dabei sicher weniger das Problem, aber man wisse ja nicht genau, welche anderen Hunde so vorbeikommen würden ... Schluck!

Ich hole tief Luft und traue mich, aus dem Auto auszusteigen. Nur wenige Minuten später gehen wir gemeinsam mit Linus spazieren und machen spezielle Übungen. Ich erfahre von meiner Therapeutin, was währenddessen alles in Linus' Kopf vorgeht. Dann ist es so weit! In meinem ganzen Leben führe ich das erste Mal einen Hund an der Leine. Alleine. Und es ist toll. Es ist gar nicht schwierig. Er läuft einfach nebenher. Mir kommen fast die Tränen. Birgit macht noch ein Handyfoto von mir und Linus an der Leine, damit ich ein Beweisfoto für meine Familie habe. Meine erste Trophäe.

Es folgen noch viele weitere, kleine Erfolgserlebnisse während der Sitzungen bzw. Treffen, in denen wir (Birgit, Linus, Merlin und ich) viele verschiedene Übungen machen, die mir dabei helfen, meine Angst nach und nach abzubauen (siehe auch die Fotoserie ab 122). Wir treffen uns immer draußen, damit wir auch auf fremde Hunde stoßen können. Dabei sammle ich nicht nur Erfahrungen, sondern auch jede Menge wertvolle Informationen, die mir Birgit vermittelt: nützliches Wissen über verschiedene Rassen, unterschiedliche Hundehaltertypen, die Beziehungen zwischen Hund und Halter, die geltenden gesetzlichen Regelungen und vieles mehr.

Fotoserie Therapieeinblicke und Erfolgserlebnisse

Die kleinen Herausforderungen in der Therapie zu überwinden bedeutet jedes Mal, eine Premiere zu feiern. Das macht tatsächlich Spaß! (Alle Übungssituationen wurden nach der Therapie nachgestellt. Fotos: © photo-grafik-gemmel.de)

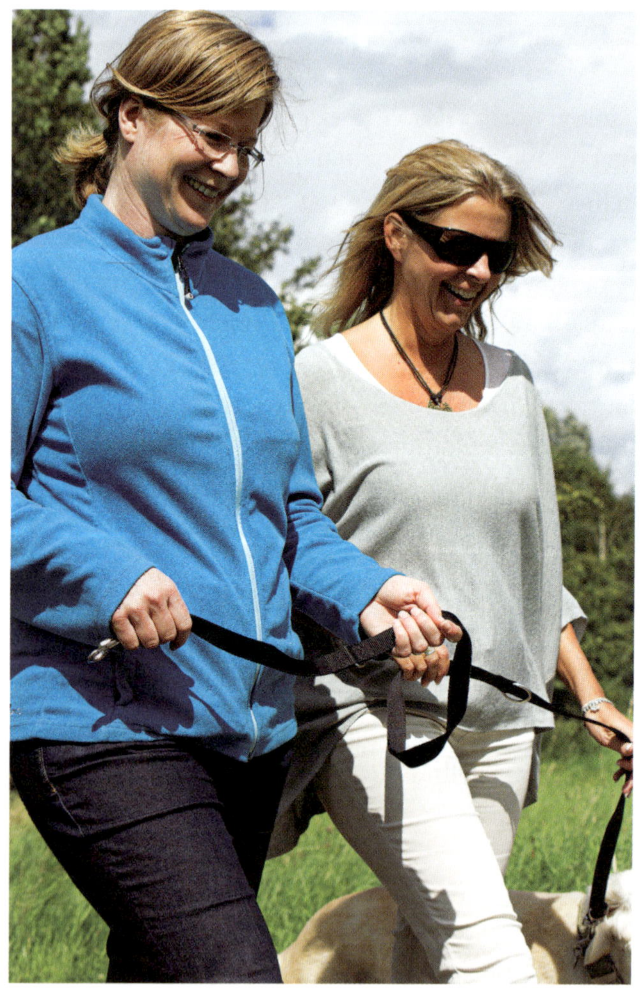

Einen Hund an der Leine führen –
Premiere für mich mit Birgit und Linus.

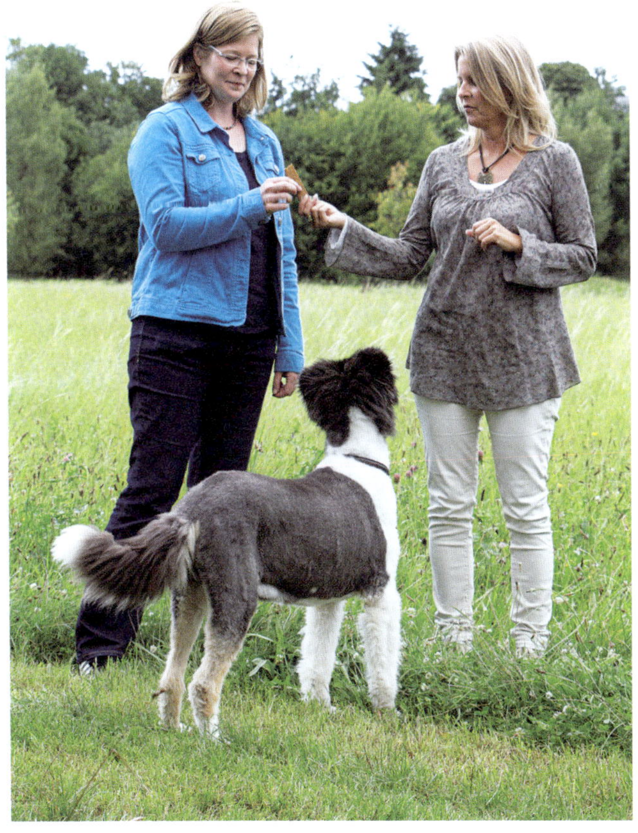

Füttern für Anfänger –
Birgit rüstet mich mit extra langen Leckerlis aus.

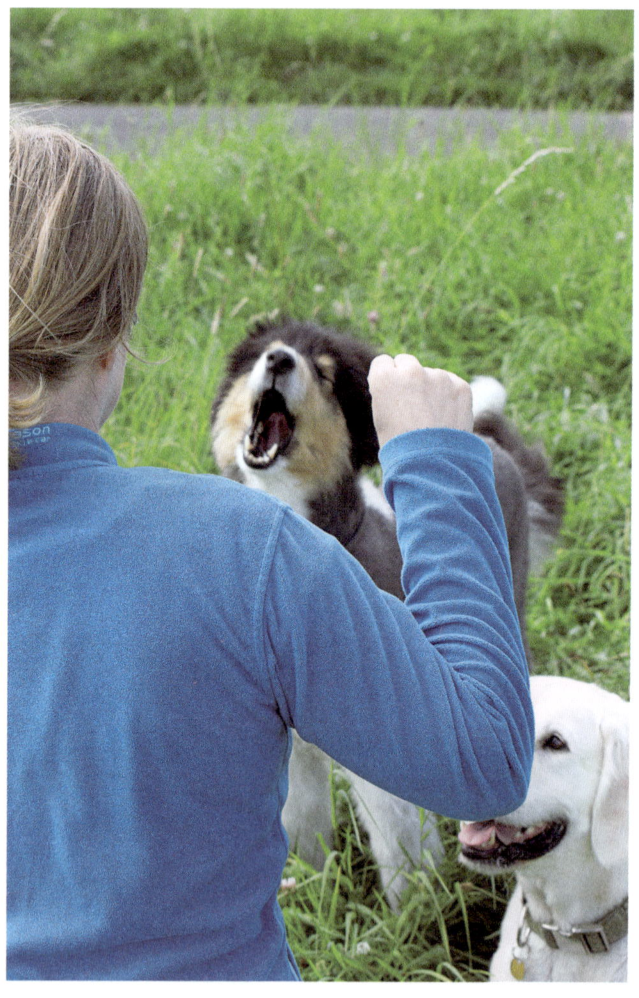

Merlin und Linus bellen auf Kommando –
und ich schrecke nicht zurück!

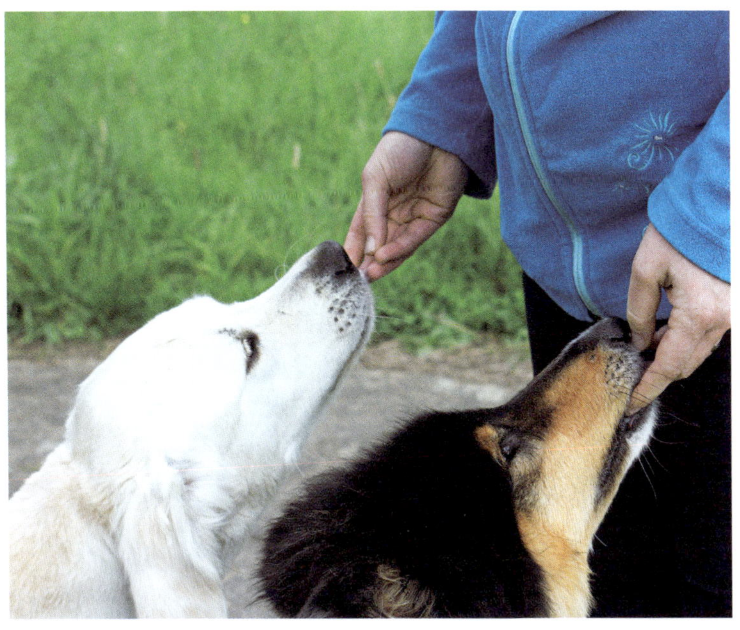

Hunde simultan füttern für Fortgeschrittene.
Ich kann kaum glauben, dass ich das bin auf dem Bild.
Guckt mal, wo meine Finger sind!

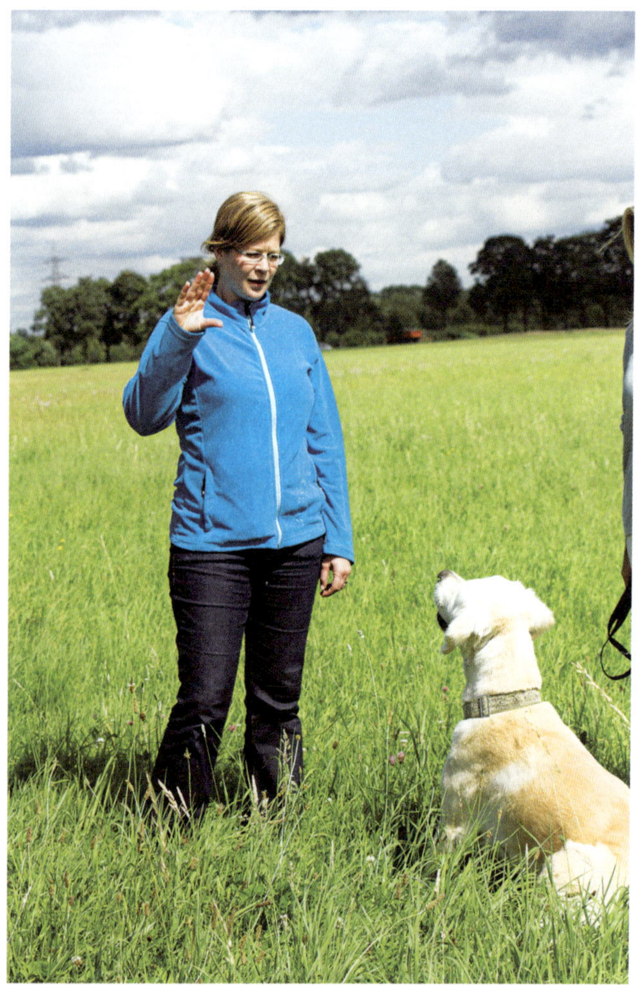

Ich lerne Kommandos und meine Hand wird zur magischen Fernbedienung, die den Hund steuert.

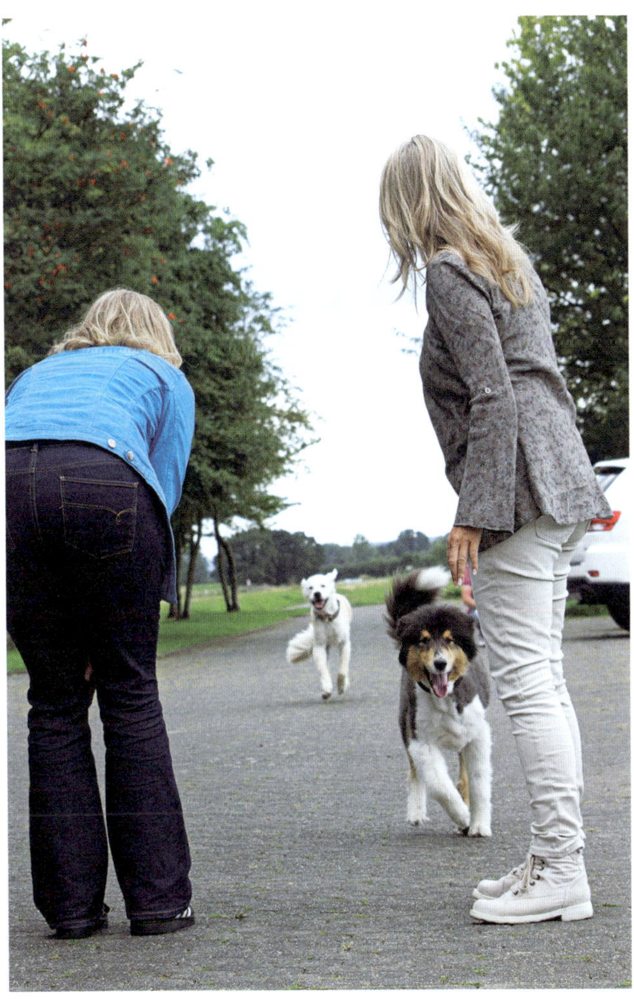

Hunde rennen auf mich zu und ich falle nicht in Ohnmacht.

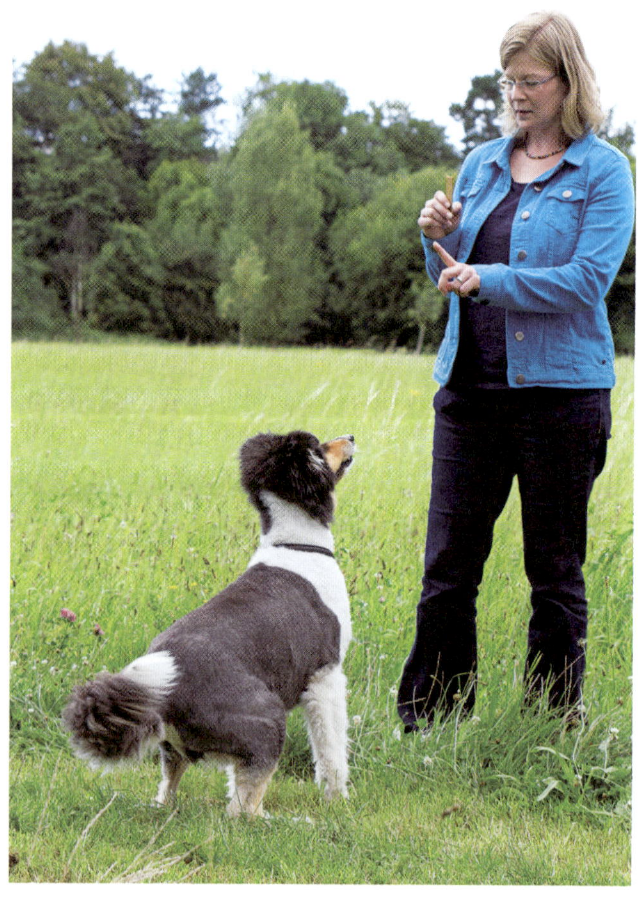

Merlin macht Sitz – wenn auch nicht beim ersten Versuch.
Ich verliere dennoch nicht die Nerven.

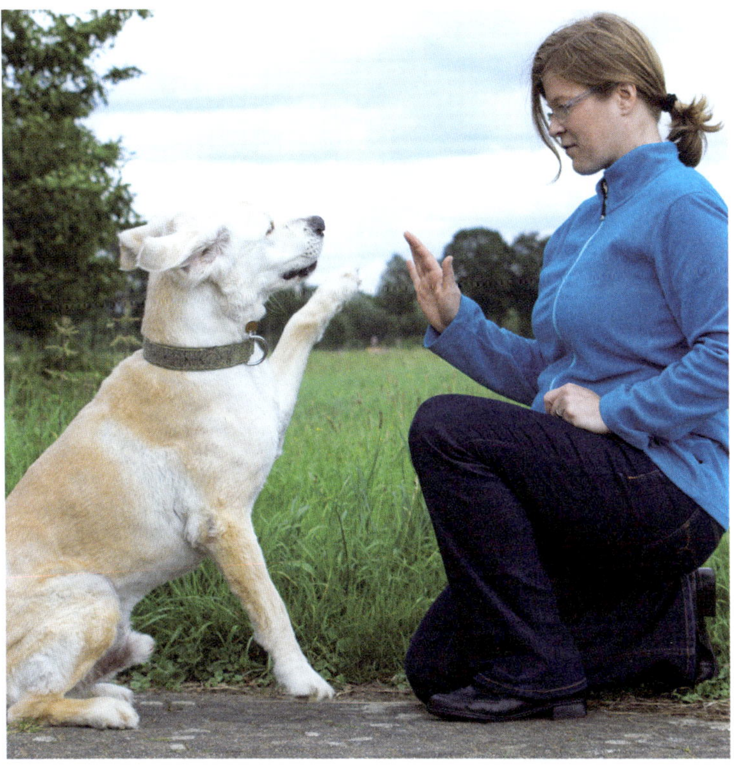

Mein Angeberfoto: High five mit Linus! Die Pfote eines Hundes mit meiner Hand berühren? Freiwillig? Das erschien vor der Therapie unmöglich. Heute ist das Bild mein kleiner »Wanderpokal«.

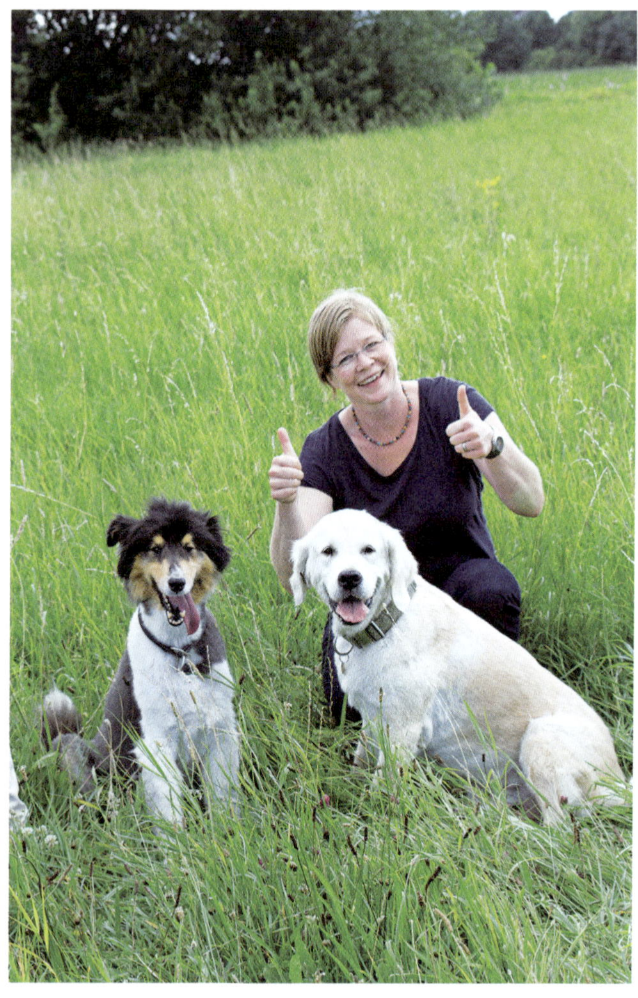

Nach der Therapie: Meine neuen Kumpels!
Merlin und Linus ohne Leinen, offene Mäuler,
Abstand gleich null – na und?
Kein Grund (mehr) zur Beunruhigung.

Herausforderung 3:

Jemanden mit Hund besuchen

Zum Schluss kommt noch mein Wunschprogramm: Wir üben das Besuchen von Hundehaltern. Ich muss schmunzeln, als ich bereits das dritte Mal bei meiner Therapeutin Birgit nach draußen gehe, um erneut zu klingeln. Aber zum Glück sieht uns ja niemand. Die Hunde spielen jedes Mal aufs Neue mit und kommen mir relativ stürmisch, neugierig und freudig entgegen, und ich versuche, sie dennoch zu ignorieren und mir meinen Weg durch dieses Gewusel zu bahnen. Und es wird von Mal zu Mal besser.

Herausforderung 4:

Nach der Therapie: Mit anderen Hunden klarkommen

Klientin: Wenn ich heute von meiner Therapie berichte, dann schwärme ich von meinen neuen Hundeerlebnissen. Meist dauert es nicht lange und die Zuhörenden fragen: "Ja, okay, das waren ja diese toll erzogenen Hunde deiner Therapeutin. Aber was machst du nun, wenn du auf andere Hunde triffst? Hunde, die vielleicht nicht auf dein Kommando hören."

Fremde Hunde? Früher Monster mit Albtraumgarantie, heute Lebewesen mit LED-Halsband

Klientin: Dieser Teil ist vermutlich am schwierigsten zu erklären, warum nun auch andere Hunde keine übermäßige Angst mehr bei mir auslösen. Das muss man vermutlich selbst erleben, um es glauben zu können. Durch den Umgang mit Linus und Merlin habe ich so viel Vertrauen gewonnen - weniger in die Hunde als vielmehr in mich selbst. Ich weiß, dass ich Hunden ohne Angst begegnen kann. Ich nehme sie wahr, meine Ortung funktioniert schon noch, aber es löst keinen übermäßigen Stress mehr aus. Ich verspüre nicht den Impuls in mir, mich in Sicherheit bringen zu müssen oder den Hund zu dirigieren. Daher habe ich tatsächlich noch nie ausprobiert, ob ein anderer Hund Sitz macht, wenn ich das Kommando erteile. Diese Frage stellt sich mir einfach nicht mehr. Der Gedanke, er würde es nicht tun, beunruhigt mich auch nicht mehr, weil die Schwelle, die Hunde überschreiten müssen, um bei mir eine Handlung oder gar Angst auszulösen, nun äußerst hoch gesetzt ist. Durch das Üben mit Merlin und Linus habe ich mich ein bisschen in der Chefrolle ausprobieren können, und nun fühle ich mich einfach anders. Ich trete selbstbewusster auf, und ich bin mir sicher, das spüren die Hunde.

Auch für mich ist diese Erkenntnis, dass es nun fast genauso gut mit anderen Hunden funktioniert, verblüffend. Ich konnte diesem lieben Frieden zunächst selbst nicht recht trauen. Ich war mir fast sicher, dass ich im Anschluss an die Therapiephase ein paar Wochen lang mein Leben leben und nach nur wenigen Hundebegegnungen feststellen würde, dass ich mehr Sitzungen bei Birgit bräuchte. Es überstieg meine Vorstellungskraft, dass meine Grundausrüstung nun schon reichen würde. Aber ich war tatsächlich bestens gerüstet, um Hunden gelassen zu begegnen. Ich habe zu meiner eigenen Verwunderung "vergeblich" auf den Moment gewartet, an dem ein Hund meinen Weg kreuzt, sich danebenbenimmt und alles wieder so schrecklich ist wie früher. Aber der Moment kam nicht. Bis auf einmal - fast!

Da habe ich ein Kind nach Hause gebracht. Die spezielle Hundesituation in dem Haus war mir schon bekannt:

Dort lebte ein Hund, dessen Territorium der Eingangsbereich des Hauses hinter der Haustür war. Ein Hund, der laut anschlägt, bevor man klingelt. Die Familie konnte dem Besucher erst öffnen, wenn sich der Vierbeiner in seiner Box befand. Die Box wurde verriegelt, ansonsten wäre der Besucher vermutlich zerfleischt worden. So klang es zumindest immer, wenn die Tür geöffnet wurde und der Hund in seinem Käfig total ausflippte.

Ich war mental auf diese unangenehme Situation vorbereitet. Diesmal jedoch hatte der Hausherr es offensichtlich versäumt, den Hund in seine Box zu sperren. Die Tür ging auf, der Hundekopf schoss mir entgegen und der Hausherr ergriff im letzten Moment seinen Pitbull Terrier (oder eine ähnlich furchterregende Rasse) am Halsband. Da war sie: meine 10-Punkte-Situation aus dem ersten Gespräch mit Birgit, mein persönliches "Worst-Case-Szenario". Der Hausbesitzer lächelte und ich sagte in meinem Schockzustand nur: "Ich muss jetzt schnell weg hier."

Mein Adrenalinpegel war so hoch wie seit Jahren nicht mehr. Meine Knie schlotterten und mir war heiß und kalt. Es dauerte nicht sehr lange, da war meine Wut noch größer als der Schreck. Ich dachte wirklich (und der Leser möge den Ausdruck bitte verzeihen, aber jede andere Formulierung wäre eine Lüge): "Du Arsch, jetzt hast du mir in einer Sekunde den ganzen Therapieerfolg zunichte gemacht!" Zugleich war ich dankbar, dass ich es überhaupt überlebt hatte. Denn ich weiß nicht, was der Hund genau mit mir gemacht hätte, wenn er nicht aufgehalten worden wäre. Ich war so traurig und enttäuscht. Völlig niedergeschlagen bin ich nach Hause gefahren. Ich konnte mich kaum beruhigen. Da waren sie wieder: Meine Angst und meine Unfähigkeit, dem ignoranten Hundehalter gegenüber angemessen aufzutreten.

Ich hatte die Befürchtung, dass nun alles wieder so wäre wie vor der Therapie. Aber das war zum Glück nicht so. Alle anderen Hunde waren und blieben weiterhin kein Thema! Ich habe inzwischen die Situation für mich neu eingeordnet und bewerte sie anders. Ich weiß einfach, dass nicht ich hier die Bescheuerte war, sondern der Hundehalter. Mein Vertrauen in mich ist seitdem vielleicht sogar noch stärker, und ich weiß seit diesem Vorfall, wie nachhaltig der Therapieerfolg wirklich ist.

Übrigens habe ich entschieden, mich dieser Situation nie wieder auszusetzen und dort nicht mehr zu klingeln. Dies erachte ich nicht als Einschränkung meines Lebensraums. Vielmehr empfinde ich es als echte Befreiung, nun selbstbewusst unterscheiden zu können, welches Verhalten von Hundehaltern und Hunden akzeptabel ist und welches nicht.

Nicht für jeden ist die Therapie der Weg, den er einschlagen möchte. Dafür gibt es zahlreiche und sehr unterschiedliche Gründe. Für Hundephobiker ist bereits die Vorstellung, dem angstauslösenden Objekt "Hund" zu begegnen, eine sehr große Hürde für eine Therapie. Aus Gesprächen weiß ich: Die meisten wollen gar nicht erst an Hunde denken. Viele empfinden ihren Leidensdruck nicht als ausreichend für einen Therapiebeginn. Anderen erscheint die Vorstellung, für dieses leidliche Problem auch noch Zeit und Geld zu investieren, ziemlich abwegig. Dafür kann auch die Wut auf Hundehalter ein Grund sein, frei nach dem Motto: "Warum soll ich denn jetzt eine Therapie machen, nur weil andere ihre Hunde nicht im Griff haben?" Einige Menschen mit Angst vor Hunden entwickeln nur bei bestimmten Hunderassen Panik und halten dadurch eine Therapie mit anderen Hunden für nicht zielführend.

Auch und gerade für die Menschen mit Angst vor Hunden, die keine Therapie anstreben, soll dieses Buch eine Bereicherung sein und Erleichterung bringen. Vielleicht gibt das Lesen sogar einen Impuls, die Entscheidung zu überprüfen und sich die eigenen Gründe bewusst zu machen.

Möchtest du zu Hause in deiner sicheren Umgebung bereits erste Schritte unternehmen? Dazu möchten wir dir im folgenden Kapitel noch einige Anregungen mit auf den Weg geben.

Übungen für zu Hause

- **Die Hundesprache erlernen:** Hundebücher lesen, Videos über artgerechtes Hundetraining anschauen, Hundehalter aus dem Freundeskreis um Informationen bitten
- **Im Alltag Begegnungen mit dir bekannten, entspannten Hunden in deinem Tempo vorsichtig zulassen und kleine Herausforderungen annehmen:** neue Erfahrungen mit fremden Hunden sammeln, das Erlernte anwenden
- **Hunde(therapie)tagebuch schreiben und jeden Erfolg feiern:** Halte positive Erlebnisse fest und rufe sie dir auch immer wieder in Erinnerung, sei stolz auf dich! (Eine Anleitung findest du auf den nächsten Seiten.)
- **Entspannungstechnik erlernen:** autogenes Training, Muskelrelaxation nach Jakobson, Atemtechniken oder Meditation (Am Ende des Buches findest du eine geführte Mediation, die du dir auch downloaden kannst.)
- **Regelmäßig Sport treiben:** So gibst du deinem Körper die Möglichkeit, Stresshormone abzubauen und leichter in die Entspannung zu finden

Dein Hunde(therapie)tagebuch

Mach dir Notizen über das, was dich beschäftigt, welche Fragen du hast, welche Situationen dir Angst gemacht haben oder noch immer Angst machen.

Hier ist Platz für deine Notizen:

Falls du eine Therapie machst, sprich mit deiner Therapeutin über deine Sorgen und Fragen.

Und vergiss nicht, auch an die kleinen Erfolge zu denken, sie zu würdigen, zu feiern und festzuhalten!

Schreibe auf, bei welchen Begegnungen du bereits etwas gelassener warst, wann du Nähe zu Hunden zulassen konntest und was du Neues mit Hunden erlebt oder über sie gelernt hast.

Falls du eine Therapie machst, lass ein Foto von dir zusammen mit den Hunden machen, zu denen du Kontakt hast. Klebe es ein! Betrachte es, du und die Vierbeiner - entspannt! Sammle all deine neuen und positiven Erfahrungen wie Trophäen!

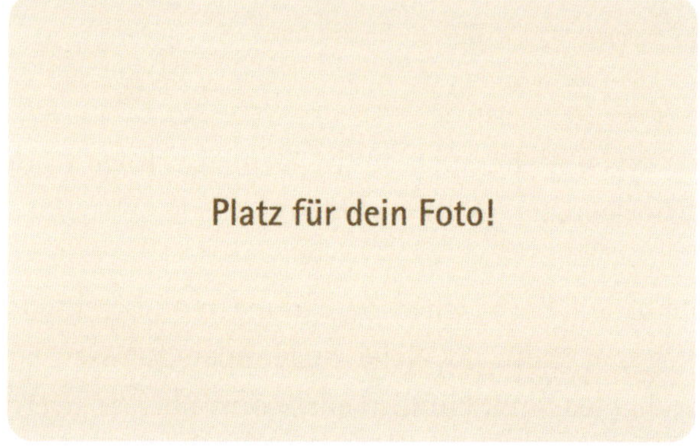

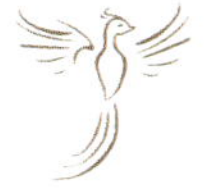

6. Kapitel

Das Leben danach – befreit leben

Therapeutin:

Damit Menschen, die Angst vor Hunden haben, eine Vorstellung davon bekommen können, wie ein entspanntes Leben aussehen kann, reicht es aus meiner Sicht nicht aus, ihnen als Therapeutin ihre Zukunft rosarot zu umschreiben.

Sie brauchen vielmehr "Beweise" von ehemals Betroffenen, um überhaupt einen Geschmack davon zu bekommen, was auch ihnen möglich sein kann. Daher habe ich für dieses Buch einige meiner ehemaligen Klienten kontaktiert und sie um ihre Mithilfe gebeten. Ich habe sie gefragt, ob sie Lust hätten, uns ihre Geschichte zu erzählen. Sie waren mehr als bereit, den Leser dabei zu unterstützen, einen Weg aus der Angst zu finden, denn sie konnten sich noch gut an die Zeit vor ihrer Therapie erinnern.

Mich haben ihre Erfahrungsberichte beim Lesen tief bewegt, denn ich habe ihre ganz individuellen Schritte in ein angstfreies

Leben noch sehr deutlich vor Augen. Mögen ihre Mut-mach-Geschichten dich erreichen und dir die nötige Kraft geben, dich von deiner Angst zu befreien.

Ihre Texte kommentiere ich an der einen oder anderen Stelle wieder aus therapeutischer Sicht, damit dir die Hintergründe der Angst deutlicher werden.

Erfahrungsberichte ehemaliger Klienten

Eine Tante mit Hund? Damals ein Horror für Lisa – heute nicht mehr!

Ich hatte schon immer Angst vor Hunden. Wenn mir ein Hund auf der Straße entgegengekommen ist, habe ich sofort die Straßenseite gewechselt. Als ich so acht, neun Jahre alt war, hat sich meine Tante einen Hund gekauft. Also ging ich ca. ein Jahr lang nicht zur meiner Tante - nicht auf ihren Geburtstag oder zum Weihnachtsfest, einfach nie. Wenn wir jedoch alle bei meiner Oma eingeladen waren, nahm meine Tante ihren Hund natürlich mit. Ich konnte dort vor Angst meine Füße nicht auf den Boden setzen. Also saß ich die ganze Zeit während des Besuchs oben auf der Sofalehne und habe diesen sicheren Ort auch nicht verlassen, bis der Hund wieder weg war.

In diesen Jahren habe ich mich nirgends wohlgefühlt. Die Angst war immer bei mir. Ich hatte das Gefühl, dass mich niemand verstehen würde. Mir wurde immer gesagt, dass ich keine Angst haben sollte. Als ich einer Freundin von meiner Angst erzählt habe, hat sie einfach nur gelacht. (Kommentar: Das ist typisch für den Alltag von Menschen mit Ängsten: Sie fühlen sich mit ihrer Angst allein und unverstanden, was ihr Unwohlsein noch verstärkt. Hier könnten mitfühlende Menschen bereits eine enorme Erleichterung bringen, indem sie Verständnis zeigen, Sicherheit vermitteln und helfen, nach Lösungswegen zu suchen.)

Ich hatte einfach schon immer Angst, und niemand konnte verstehen, woher die Angst kam. Ich wusste es ja selbst nicht. Als ich zehn oder elf Jahre alt war, haben meine Eltern beschlossen, mich zu einer Therapie gegen die Angst zu schicken. Ich war total dagegen, denn ich hatte Sorge, dass mir einfach ein Hund auf den Schoß gesetzt werden würde. (Kommentar: Das wäre aus meiner Sicht fatal! Es gibt sogenannte Expositionstherapien, bei denen tatsächlich auf diese Art gearbeitet wird. Die Herangehensweise ist der Tatsache geschuldet, dass das Nervensystem nach einer gewissen Zeit »kollabiert« und die hohe Erregung – die Angst – nicht länger aufrechterhalten werden kann. Ich persönlich kann diesen Weg nicht empfehlen, weil ich ein großes Risiko der Retraumatisierung darin sehe, wenn Lebewesen einem solchen Horror, als den sie diesen Moment empfinden würden, ausgesetzt wären!)

Ich habe stundenlang darüber nachgedacht, ob ich es wagen sollte. Letztendlich habe ich mich getraut und ich weiß noch ganz genau, wie viel Angst ich vor dieser ersten Stunde hatte. Als meine Mutter und ich dann vor dem Haus der Therapeutin standen, habe ich mir nur gedacht: "Lisa, dreh um und geh wieder!" (Kommentar: Was für ein gesunder Reflex! Wäre die Mutter nicht dabei gewesen, um für Lisas Sicherheit zu sorgen, hätte Lisa diesen Schritt nicht gehen können. Das wäre auch absolut nachvollziehbar und eine vollkommen natürliche Reaktion gewesen.)

Nach einer kleinen Diskussion mit meiner Mutter sind wir in die Praxis gegangen, und dort war es irgendwie gar nicht so, wie ich es mir vorher vorgestellt hatte. Ich habe nirgendwo einen Hund gesehen und Frau Rusche-Hecker war mir sofort sympathisch. Wir haben uns hingesetzt und erst einmal nur gesprochen. Das war der erste Moment, in dem ich mich wohlgefühlt habe mit meiner Angst - und das, obwohl ich genau wusste, dass zwei Hunde im Haus waren. (Kommentar: Lisa beschreibt, dass sie sich wohlgefühlt hat. Ihr Nervensystem konnte sich entspannen, weil sie Verständnis und Sicherheit erfahren durfte. Nur auf dieser Basis ist es möglich, die Therapie zu beginnen, denn ihr Gehirn kann erst, wenn sie sich sicher fühlt, etwas Neues lernen!)

Nach einem langen und vertrauten Gespräch, wollte ich den Hund Linus kennenlernen. (Kommentar: Am Ende der ersten Sitzung!! Und das, obwohl sie eine solche Angst hatte! Für alle, die es sich nicht vorstellen können: So enden nahezu alle ersten Sitzungsstunden, und die Klienten können es selbst nicht glauben, dass sie noch 45 Minuten zuvor total verängstigt die Praxis betreten haben. Heilung ist möglich, wenn wir den entsprechenden Raum dafür schaffen!) Frau Rusche-Hecker führte ihn an einer Leine herein. Ich hatte etwas Angst, wie er wohl auf mich reagieren würde, doch es war alles so entspannt. Jeden Schritt, den ich gemacht habe, habe ich selbst bestimmen dürfen. Schon nach der ersten Stunde hat etwas in meinem Kopf 'klick' gemacht. (Kommentar: WOW, Lisa!)

Für mich waren Hunde nicht mehr länger eine Gefahr. Ich habe mir einfach gedacht, dass es Lebewesen sind, mit denen ich Freundschaft schließen könnte. Mir war natürlich klar, dass meine Angst nicht bereits nach einer Stunde ganz verschwinden würde, aber nach jeder Stunde wurde sie immer kleiner. Nach einigen Sitzungen, in denen wir so viele verschiedene Sachen gemacht haben, habe ich mich wieder getraut, meine Tante zu besuchen und sogar ihren Hund zu streicheln. Ich war so stolz auf mich, dass die Angst irgendwann, ohne dass ich es bemerkt hatte, verschwunden war. Ich wurde selbstbewusster und lebensfroher. Wenn ich heute zurückblicke, bin ich einfach nur all denen dankbar, die mich in dieser Zeit unterstützt haben - und natürlich am meisten meinen Eltern, denn hätten sie mich nicht zur Therapie gebracht, wüsste ich nicht, wie ich jetzt wäre. Ich danke auch Frau Rusche-Hecker, Linus und Merlin. Diese Zeit werde ich nie vergessen, denn ich habe so tolle Erfahrungen gesammelt.

Kommentar: Das hast du ganz großartig gemacht, Lisa!

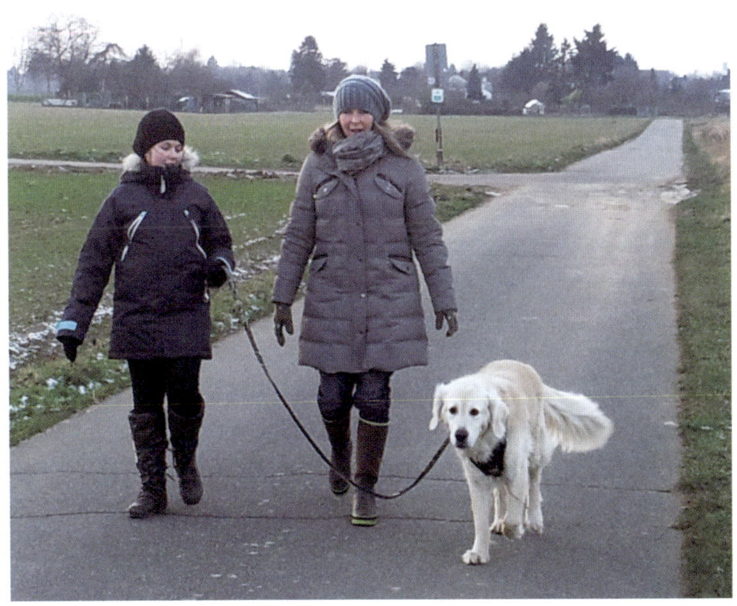

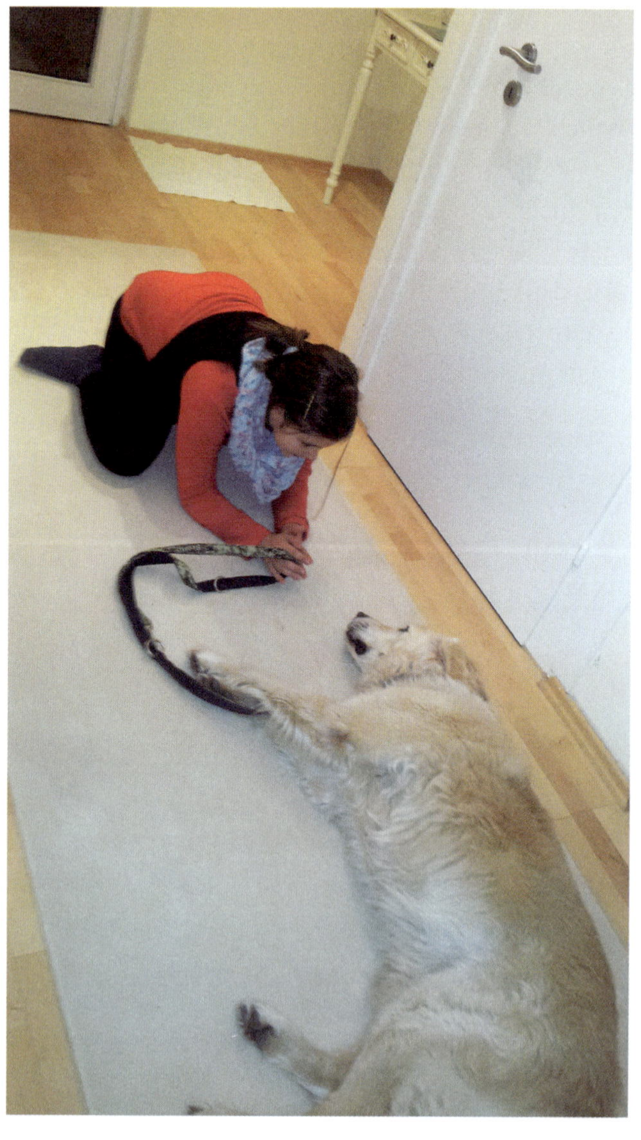

Ute hat für immer ihre permanente Angst abgelegt

Solange ich zurückdenken kann, hatte ich immer Angst vor Hunden. Es war keine Angst, die mit guten Worten ("Der ist ganz lieb!") oder auch durch persönliche Erfahrung im Umgang mit dem jeweiligen Hund einfach so verschwand. Vielmehr war es eine tiefe, unerklärliche und meist unbegründete Angst, die man auch durch die eigene rationale Sichtweise nicht verlieren oder ablegen kann. Sie war immer da, auch wenn kein Hund in der Nähe war. (Kommentar: Eine ständig präsente Angst sorgt für eine Dauerspannung im Nervensystem und somit im gesamten Organismus. Dies erhöht zunächst die Produktion von Adrenalin und in der Folge auch von Cortisol, was langfristig zu Erschöpfungssymptomen und diversen Beschwerden wie Schmerzen, Depressionen, Magenbeschwerden usw. führen kann!)

Früher musste ich bereits beim Verlassen des Hauses überlegen, welchen Weg ich am besten einschlagen konnte, um möglichst wenigen Hunden zu begegnen. Auch hinter hohen Zäunen eingesperrte Hunde habe ich versucht zu meiden. Spaziergänge im Wald oder auf einsamen Feldwegen waren alleine unmöglich umzusetzen und in Begleitung einer anderen Person immer noch der reinste Spießrutenlauf.

Bei der Begegnung mit Hunden - egal ob freilaufend oder angeleint, ob groß oder klein - bekam ich eine Panikattacke. Ich erstarrte im wahrsten Sinne des Wortes zur Salzsäule, musste stehen bleiben und den Hund beobachten.

Ich versuchte dadurch, das Verhalten des Hundes vorauszusehen. Wenn möglich habe ich die Straßenseite gewechselt. Mein ganzer Körper war in Alarmbereitschaft. Am liebsten wäre ich in solchen Situationen schreiend weggelaufen, war mir aber der Gefahr bewusst, dass mir der Hund dann nachlaufen würde. War ich mit jemandem unterwegs, habe ich mich wie ein ängstliches Kind hinter meiner Begleitperson versteckt. Oft schrie ich in meiner Panik die Hundebesitzer an, sie mögen bitte den Hund anleinen, was jedoch nie auf das geringste Verständnis gestoßen ist. (Kommentar: Das Schreien war eine gesunde Reaktion des Körpers, denn uns bleibt in Notsituationen nur Kampf, Flucht oder Starre. Durch das Schreien konnte die furchtbare Angst, verbunden mit tiefer Hilflosigkeit, ein Ventil finden, den Körper zu verlassen – zumindest teilweise. Schreien, fliehen oder kämpfen wir nicht, bleiben diese natürlichen Reflexe auf Körperebene gespeichert und können dort später zu diversen Beschwerden führen.)

Verständnis habe ich nicht nur bei den Hundebesitzern vermisst. Auch mein persönliches Umfeld konnte meine panische Angst vor Hunden nicht verstehen oder angemessen damit umgehen.

Lange Jahre habe ich mit dieser Angst gelebt und sie verdrängt. (Kommentar: Wie wir nun gelernt haben, funktioniert die Verdrängung nicht, auch wenn diese Lösungsstrategie zunächst nachvollziehbar ist, solange man noch keine anderen Möglichkeiten gefunden hat.) Aber im Grunde habe ich immer nur versucht, die entsprechenden Situationen zu meiden. Dies ist mir auch lange gelungen.

Als jedoch mein erstes Kind zur Welt kam, war meine Angst im Alltag wieder präsenter. Gerne hätte ich etwas gegen mein Problem mit Hunden unternommen, aber ich wusste nicht was, wie oder wo.

Durch Zufall erfuhr ich von Birgit Rusche-Hecker, die mit ihren Hunden unter anderem Therapien gegen Hundeangst anbietet. Ich war sehr erleichtert, weil ich nun hoffen konnte, meine Angst in den Griff zu bekommen.

Der erste persönliche Kontakt mit ihr war dann weitaus positiver, als von mir erwartet: Endlich hatte jemand Verständnis für mein Problem und ich wurde mit meiner Angst ernst genommen!! Nichts wurde verharmlost oder womöglich als lächerlich dargestellt. Vor allem musste ich mich nicht direkt einer "Hundesituation" stellen.

Die folgende Therapie mit Frau Rusche-Hecker hatte dann vorerst gar nichts mit Hunden zu tun. Vielmehr musste ich mich mit meinen eigenen Problemen, Beziehungen und Verhaltensmustern auseinandersetzen. Das war mental sehr anstrengend, aber auch erkenntnisreich und befreiend. Nach den Therapiestunden war ich oft erschöpft und traurig. Vieles, was dort zutage kam, war mir nicht bewusst gewesen, und ich musste diese Themen in den folgenden Sitzungen erst einmal aufarbeiten. Während der gesamten Zeit der Therapie habe ich viel über mich und mein Verhalten sowie meine Beziehung zu anderen Menschen nachgedacht. (Kommentar: Wie eingangs im Buch erwähnt, ist es wichtig zu schauen, ob es sich um eine reine Hundeangst handelt oder ob sich die Angst irgendein anderes Objekt gesucht hat. Daher kann es sein, dass wir nicht sofort in die eigentliche Hundephobie-Therapie einsteigen, sondern erst einmal an anderen Stellen »für Ordnung« sorgen.)

Nur ganz langsam kam ich dann in Kontakt mit ihren Hunden. Die Gewissheit, dass es gut erzogene, liebe und besonders geschulte Hunde sind, hat mir dabei sehr geholfen. (Kommentar: Meine Hunde haben ganz bewusst keine Ausbildung zum Therapiehund erhalten, weil ich ihnen ihre natürlichen Verhaltensweisen nicht abtrainieren wollte. Gerade diese Natürlichkeit ist das, was wir an Tieren so sehr schätzen. Sie sind insofern ausgebildet, als dass sie gelernt haben, unsere Sprache zu verstehen, und ich sie bitten kann, zu kommen, sich hinzulegen oder zu setzen.)

Am Ende der Therapie war ich in der Lage, Hunden zu begegnen und keine Angst mehr zu haben. Ich konnte mich draußen frei bewegen, ohne nachzudenken, ob eventuell Hunde meinen Weg kreuzen würden. War dies der Fall, konnte ich vorbeigehen, ohne diese zu beachten oder gar wieder eine Panikattacke zu bekommen. Oft konnte ich die Hunde auch anfassen, was früher undenkbar gewesen wäre.

Durch den erfolgreichen Abschluss meiner Therapie gewann ich deutlich spürbar mehr Lebensqualität, da ich mich ohne Einschränkungen bewegen konnte.

Die Therapie ist jetzt schon viele Jahre her. Bis heute habe ich ein anderes Verhältnis zu Hunden. In den meisten Fällen ist es kein Problem, wenn ich Hunden begegne. Natürlich gibt es immer noch Situationen, bei denen ich Angst habe, aber nicht in Panik verfalle. Das gibt mir die Möglichkeit, rationaler zu handeln und besser damit umzugehen. (Kommentar: Wie eingangs erwähnt, ist die Angst ein gesunder Schutz für unser Überleben und durchaus angemessen. Die Therapie trainiert daher nicht die Angst ab, sondern reguliert sie auf ein natürliches Niveau.)

Aus heutiger Sicht bin ich froh, dass ich diese Therapie gemacht habe, weil sie mir langfristig mehr Lebensqualität ohne dauerhafte Angst gegeben hat.

Kommentar: Diese Erleichterung ist selbst beim Lesen des Textes ganz wunderbar spürbar! Toll!

Justus, ein Junge, der seine Hundeangst mit der Verstärkung durch einen Drachen besiegt hat

Wann genau das alles angefangen hat, kann ich nicht genau sagen. Aber Hunde waren schon immer doof! (Kommentar: Danke, Justus, für diese ehrlichen Worte! ☺)

Das Hochspringen und das Kläffen waren mir schon immer unangenehm. Ich war ungefähr 7 Jahre alt, als es ganz schlimm wurde. Wenn ich Hunde sah, habe ich die Straßenseite gewechselt. Als meine Tante einen Hund aufgenommen hat, konnte ich sie nicht mehr besuchen. Mein damals bester Freund hatte gleich zwei Hunde, die immer weggesperrt wurden, wenn wir bei ihm gespielt haben. Die Hunde wurden dann entweder in den Garten oder in die Garage gebracht.

Vor einigen Jahren haben wir Nägel mit Köpfen gemacht, nachdem meine Mama und Oma die Adresse von Frau Rusche-Hecker entdeckt hatten.

Die ersten Sitzungen bei Frau Rusche-Hecker fanden ohne ihre Therapiehunde statt, und sie hat mit mir nur über die Angst geredet. (Kommentar: Ich erinnere mich noch an die erste Sitzung, in der Justus nicht einmal über seine Angst sprechen konnte, ohne zu weinen. Seine Not war sehr, sehr groß. Sein Mut aber war noch größer! So konnte er die nächsten Sitzungen sogar ohne die Begleitung seiner Mutter besuchen.)

Ich sollte immer ein Stofftier mitbringen, mit dem ich mich sicherer fühlte. Mich hat dann also zu den Sitzungen ein großer grüner Drache begleitet. Den Drachen gibt es heute immer noch. (Kommentar: Drachen sind großartige Beschützer!)

Frau Rusche-Hecker zeigte mir Bilder mit verschiedenen Verhaltensarten von Hunden, zu denen ich meine Meinung sagen sollte.

Ich war ca. 2-3-mal bei Frau Rusche-Hecker in der Praxis. Beim dritten Mal lag im hinteren Bereich des Therapieraumes ihr Therapiehund Linus. Das hatten wir vorab so vereinbart. (Kommentar: Es ist wichtig, jeden Schritt vorher gemeinsam zu besprechen und zu beschließen. In dieser Sitzung konnte sich Justus schon einmal an die Präsenz des Hundes gewöhnen. In einem sicheren Abstand.)

Zu den nächsten Terminen trafen wir uns draußen auf einem großen Feld.

Hier kamen nacheinander die beiden Hunde Merlin und Linus zum Einsatz. Zu dem Zeitpunkt habe ich aber noch einen sicheren Abstand zu ihnen gehalten. Die Übungssequenzen gemeinsam mit den Hunden fanden dann ca. zwei Mal in der Natur statt.

In der Zwischenzeit ging es auch mit Emmy, dem Hund meiner Tante, besser, so dass ich sogar dort mitgehen konnte beim Spaziergang. In Begleitung natürlich.

Als ich mich schon viel sicherer fühlte, machte Frau Rusche-Hecker mir den Vorschlag, eine Hundeschule aufzusuchen, damit ich sehen konnte, welch große Schritte ich gegangen war. Dies lief auch dementsprechend gut.

Zum Abschluss meines Erfolges bin ich am letzten Therapietag mit Linus an der Leine spazieren gegangen.

Ich bekam als Anerkennung eine Urkunde und eine Medaille. (Kommentar: Wenn man bedenkt, dass Justus mit einer extremen Angst, die übrigens bis heute in dieser ausgeprägten Form ein Einzelfall geblieben ist, in die Therapie kam und schon nach wenigen Stunden inmitten freilaufender Hunden diese angstfrei und neugierig beobachten konnte, dann mussten sein Mut und seine unglaubliche Leistung mit einer Urkunde und einer Medaille belohnt werden! Justus war zu Beginn der Therapie auf unserer Skala eine 13 und hat daher alle Hochachtung verdient!)

Seitdem sind Hunde kein Problem mehr für mich. Mit Emmy geh ich sogar alleine spazieren, wenn meine Tante Hilfe braucht. (Kommentar: unglaublich! ☺)

Ich bin Frau Rusche-Hecker echt dankbar, dass sie mir die Angst genommen hat - bis heute.

Heidi erinnert sich: Ein Hund – und ich war weg!!!

Hunde sind überall. Auf der Straße, im Park, bei netten Leuten, bei doofen Leuten, vor Supermärkten angeleint, in südlichen Ländern, im Park, am See ... Und überall konnte ich nicht hin - oder nur mit zitternden Knien, mit Panik oder mit Stress! Alle, wirklich alle in meinem näheren Umfeld, MUSSTEN Rücksicht nehmen. Mit meinen Kindern war ich nicht im Park, nicht an einem See oder in einer Badeanstalt. War ein Hund auf einer Party, fand die Party eben ohne mich statt. Und der Urlaub wurde so ausgesucht, dass möglichst keine Hunde in der Nähe waren - kein Griechenland, kein Portugal! Als meine Kinder dann im Teenageralter in Holland bereits bei angeleinten Hunden Vorsichtsmaßnahmen für mich trafen, wusste ich, es musste etwas passieren. Ich konnte wegen dieser

Hunde meine Mutterrolle nicht vollständig erfüllen. Das ging für mich nicht.

Auf der Suche nach einem Therapeuten für Hundephobie musste ich dann feststellen, dass es einfacher gewesen wäre, wenn ich in Bayern leben würde. Dort gab es diese Therapeuten! Aber in Nordrhein-Westfalen? Gott sei Dank fand ich Birgit Rusche-Hecker, und nach einem Telefonat stand für mich fest, bei ihr versuche ich es.

Der erste Besuch - ich war soooo aufgeregt. Ich klingelte und es machte mir eine Frau auf, die mir als Erstes nur verschlossene Türen und die dazugehörigen Schlüssel zeigte. Ich fühlte mich sicher, obwohl irgendwo war er ja - der HUND! Und dann ging alles irgendwie doch ganz schnell. Bei meinem nächsten Besuch DURFTE ich Linus kennenlernen. Er saß im Auto, und die erste Frage, die Birgit mir stellte, war: "Was von dem, was ein Hund tut, macht dir Angst?" Ich antwortete: "Beißen, bellen, auf mich zurennen, an mir hochspringen - einfach alles." Also durfte ich Linus - natürlich mit Sicherheitsabstand - fragen: "Linus, wie spricht der Hund?" Und dann bellte Linus. (Kommentar: Das haben wir den Hunden spielerisch beigebracht, damit die Klienten das Bellen selbst auslösen können. Der Hund bekommt natürlich dafür eine Belohnung.)

Irgendwann fragte ich Linus mit der gleichen Stimmmelodie: "Linus, wie blöd bin ich denn?" Und Linus bellte. Aber er tat mir nichts. Und er tat mir auch nichts, als er noch in dieser Sitzung abgeleint wurde, aus 30 Metern Entfernung auf mich zulief, vor mir stoppte und sich erst, als ich "okay" sagte, sein Leckerli vorsichtig aus meiner Hand nahm. Das war einer der besten Augenblicke in meinem Leben. Ich, die früher als Kind einen Hund haben wollte, aber nie einen bekommen und alles

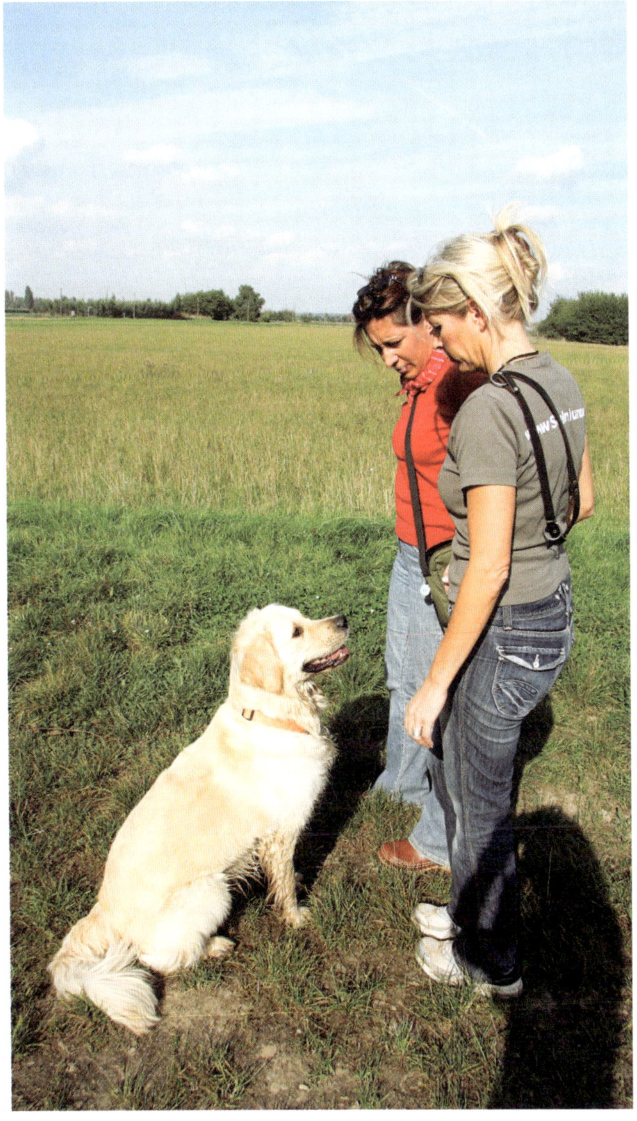

in die Phobie gesetzt hatte, konnte endlich einen Hund streicheln und ihm etwas zu fressen geben. Ich war so glücklich, dass Tränen flossen. Bei der nächsten Sitzung nahm ich meine Freundin mit, damit sie als Zeugin dabei war und allen berichten konnte.

Das Eis war gebrochen, aber frei schwimmen ging noch nicht. Das Wasser war noch kalt. Jede Sitzung wärmte aber das Wasser, und in meinem Leben kamen immer mehr Situationen, in denen ich mit Hunden Kontakt hatte - zunächst vorsichtig und gut dosiert. Aber nie wurde ich gebissen, selten angebellt und fast nie angesprungen. Das werde ich aber mittlerweile regelmäßig, nämlich immer wenn ich meine beste Freundin besuche, denn sie hat inzwischen einen Hund. Er ist groß und freut sich sehr, wenn ich komme, aber er tut tatsächlich nichts! Wenn ich mich einmal nicht gut fühle, dann muss er eben auch einmal im Körbchen bleiben, weil ich für meine Freundin so wichtig bin und sie Rücksicht nehmen möchte. Ich bin heute ein Mensch, der inzwischen gut mit Hunden leben kann, aber an manchen Tagen doch noch einmal etwas unsicher ist, aber das ist gut so! (Kommentar: Das kennen wir alle! Fühlen wir uns innerlich stabil, sind gesund und gut gelaunt, dann können wir Störungen und Herausforderungen gut kompensieren. Fühlen wir uns einmal niedergeschlagen oder leicht kränkelnd, kann uns schon der Rasenmäher vom Nachbarn stören. Es ist völlig normal, dass dann Empfindlichkeiten etwas stärker zutage treten als in der restlichen Zeit.)

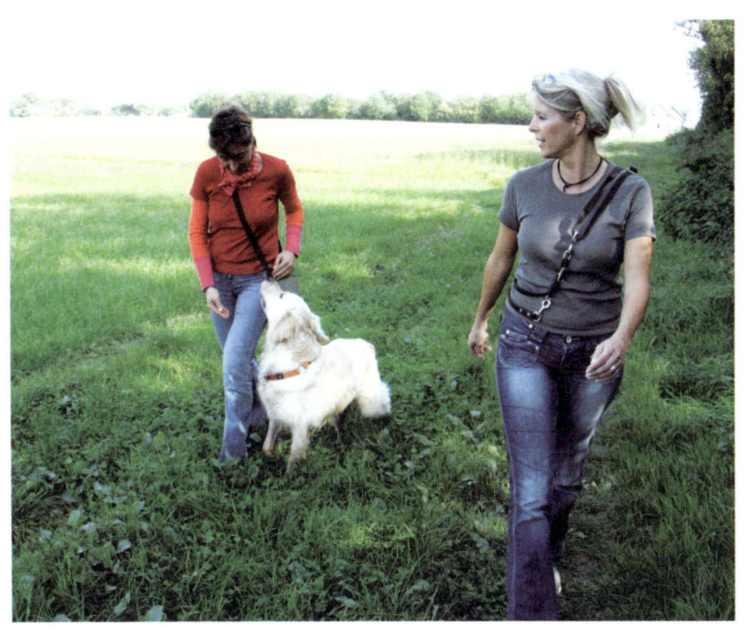

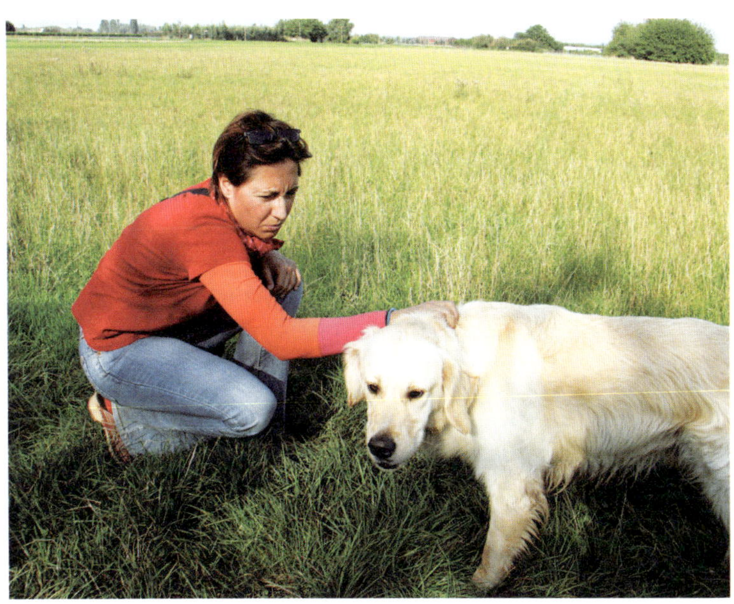

Sinneswandel – von einer die auszog, das Fürchten zu verlernen

Sonja (Klientin und Autorin):
Ein neues Leben – ein Sinn für Hunde!

Seit meiner erfolgreichen Therapie bin ich ein neuer Mensch. Nach etwa zehn Wochen hatte ich geschafft, was ich 40 Jahre lang nicht konnte: Hunden mit einem normalen Maß an Aufmerksamkeit zu begegnen. Mein Alltag sieht seitdem ganz anders aus, denn ich erlebe Situationen mit Hunden nun so: entspannt, zumindest nie panisch! Ich genieße so viele Momente, die früher nur Angst, Stress und den drängenden Gedanken "Hoffentlich ist das schnell vorüber!" in mir hervorgerufen hätten.

Ich habe einen neuen Sinn entdeckt: den Sinn für Hunde! Es sind Lebewesen, die man mögen kann. Lebewesen, die gutmütig sein können, trottelig und tollpatschig, verfressen und träge, liebevoll und neugierig, verzeihend und unnachgiebig, ungestüm und sanft. Es steckt so viel mehr in ihnen als die vermeintliche Gefahr - das Einzige, das ich vor meiner Therapie in ihnen sehen konnte.

Was heißt das konkret? Ein neues Leben! Ist das nicht etwas übertrieben? Nein! Denn es erleichtert meinen Alltag, das heißt: alle Tage! Das ist viel. Das ist richtig groß!

Hier ein paar Beispiele:

- **Der Hund der Flötenlehrerin meiner Tochter:**
  Früher ein Graus - nun verschwende ich keinen Gedanken mehr daran.

- **Ein Bauernhofhund, der uns erst ankläfft, sein Hofrevier verteidigt und dann ein Stück mit uns mitwandert im Urlaub:**

  Früher ein halber Nervenzusammenbruch - heute nur eine kleine Herausforderung.

- **Spaziergänge allein am Strand:**

  Das hätte ich nie gewagt. Heute kann ich sie genießen.

Das ist etwas, das ich nicht mehr missen möchte, und natürlich geht es mir wie allen anderen Klienten: Ich wünschte, ich wäre diesen Schritt früher gegangen. Denn jetzt ist mein Leben so viel schöner, leichter, unbeschwerter, genussvoller! Die Freude über die neue Lebensqualität überstrahlt natürlich diese kleine Wehmut.

Und ich weiß, ich muss mich nicht grämen. Es hatte seinen Grund, warum ich erst mit 40 Jahren den Entschluss fasste, eine Therapie zu machen. Dafür brauchte es den richtigen Moment und einen starken Antrieb. Mein Antrieb waren meine Kinder. Ohne sie hätte ich es nie geschafft! Das klingt für Außenstehende vielleicht kitschig, aber das ist es keineswegs, denn es stimmt.

Ich wünsche allen Menschen mit Angst vor Hunden, dass sie nicht - aus welchen Gründen auch immer - resignieren und sich mit ihrer Situation abfinden und arrangieren. Ich bin so dankbar, dass es Lösungen gibt. Deshalb habe ich über meine Erfahrungen berichtet. Ich möchte so gerne ein Stück von diesem Glück weitergeben.

Was hat sich während des Lesens bei dir geändert?

Du hast das Buch gelesen.

- Bist du in der Zwischenzeit auf Hunde getroffen und hast vielleicht schon eine etwas andere Perspektive einnehmen können?
- Hast du die Verhaltenstipps ausprobiert?
- Konntest du dein neues Wissen schon abrufen?

Prima!

Wo würdest du dich heute selbst auf der Skala von 0–10 einstufen?

0 - 1 - 2 - 3 - 4 - 5 - 6 - 7 - 8 - 9 - 10

Hundeliebhaber Hundephobiker

Im Folgenden möchten wir dir mit einigen Fragen, die du beantworten kannst, Impulse und kleine Tipps für deinen eigenen Weg geben, dich von der Angst zu befreien.

Wo stehst du heute?

(Wenn du heute an Hunde denkst, fühlst du dich nach dem Lesen des Buches etwas sicherer, unverändert oder verunsichert?)

Wie fühlst du dich damit?

(Hast du Hoffnung schöpfen können, oder spürst du vielleicht, dass du für die ersten Schritte in ein freies Leben Unterstützung brauchst? Mit wem in deinem Umfeld könntest du heute noch darüber sprechen?)

Was wäre dein schönstes Ziel?

(Male dir dein Ziel in den schillerndsten Farben aus! Stell dir vor, wie du entspannt durch einen Park spazierst, dort einige Hunde beim Spielen beobachtest und denkst: "Wow! DAS ist jetzt möglich?! DAS habe ich geschafft?" Dein Gehirn ist in der Lage, Bilder zu entwickeln, die dich angstfrei mit Hunden umgehen lassen. Alles, was du dir vorstellen kannst, kannst du auch schaffen! (Siehe hierzu auch die Meditation am Ende des Buches.)

Welche Herausforderungen warten möglicherweise noch auf deinem Weg zum Ziel?

(Schau genau, was dich noch am Erreichen deines Ziels hindert, und schreibe alle Hindernisse auf kleine Zettel. Sortiere sie nach einer für dich logischen Abfolge. Anschließend kannst du deinen Weg zum Ziel in kleine Etappen unterteilen - wie bei einer Bergbesteigung. Wie sehen kleine Etappen auf deinem Weg zum Ziel aus? Denk dabei unbedingt daran, Etappensiege einzuplanen und zu feiern! Womit könntest du dich nach Erreichen einer jeder Etappe belohnen?)

Was könntest du tun, um deinem Ziel bereits heute einen kleinen Schritt näher zu kommen?

(Anruf bei einer Freundin, der du von deinem Plan erzählst, Recherche nach Therapeuten, jemanden um Unterstützung bitten ...)

Wer könnte dich dabei unterstützen?

(Eltern, Freunde mit und ohne Hunde, Therapeut/in? Du bist nicht allein. Es gibt immer jemanden, der dir sicher gerne zur Seite steht.)

Meditation

Die folgenden Meditationen sollen dir helfen, dich im Alltag besser zu entspannen und damit dazu beitragen, dich auch für die Begegnung mit Hunden zu stärken.

Die erste Meditation dient lediglich der Entspannung, und je öfter du sie anwendest, umso mehr lernst du, dich in Stresssituationen schneller wieder zu entspannen und vor allem im Alltag gelassener zu werden.

Die zweite Meditation beinhaltet eine Phantasiereise an einen Strand im Süden, bei dem du spielenden Kindern und ihrer schlafenden Hündin Maja zusehen kannst. Diese Meditation eignet sich, wenn du schon einmal aus sicherer Entfernung das Thema "Hund" vorsichtig angehen möchtest. Du kannst diese Meditation täglich wiederholen und den Abstand zum Hund in deiner Vorstellung nach und nach so verringern, wie es sich für dich sicher anfühlt.

Beide Meditationen kannst du dir vorlesen lassen, vorher aufnehmen und abspielen oder downloaden unter:

www.silberschnur.de/hundephobie

Nimm dir jeweils ungefähr 25 Minuten Zeit, suche dir für die Entspannung einen ruhigen Platz und mache es dir ganz gemütlich.

Meditation zur Entspannung

Setze oder lege dich hin, so wie es dir angenehmer ist.

Dann schließe deine Augen und erlaube dir, noch ein wenig tiefer in die Unterlage zu sinken.

Lass alle Muskeln los, denn du bist jetzt sicher getragen.

Nimm drei bis vier tiefe Atemzüge.

Wenn Gedanken auftauchen, so beobachte sie ruhig einen Moment und dann folge wieder meiner Stimme, die dich begleiten wird.

Du bist absolut sicher hier in diesem Raum, auf deinem Ruheplatz.

Mit jedem Ausatmen entspannst du noch ein wenig mehr.

Lenke nun deine Aufmerksamkeit auf deine Füße und sende deinen Atem dorthin. Dann wandere in deiner Vorstellung ganz langsam an deinen Beinen entlang bis zu deinem Gesäß und lasse nach und nach alle Spannung in den Beinen los. Gesäß, Beine und Füße können nun ausruhen. Spüre, wie sich eine angenehme Wärme in diesem Bereich ausbreitet.

Und dann erlaube dieser Wärme, sich bis in deinen Rücken hinauf zu bewegen und dort auch alle Muskeln zu entspannen. Lass dich von der Unterlage tragen, auf der du sitzt oder liegst. Du brauchst nun nichts mehr zu halten.

Spüre deinen Bauch und stell dir vor, wie die Sonne auf ihn scheint und ihn erwärmt. Auch deine Bauchdecke ist gelöst und alle Bauchorgane erhalten mehr Raum, so dass sie so ihrer jeweiligen Funktion leichter nachgehen können.

Hörst du Geräusche aus deinem Bauchraum, so ist dies ein Zeichen tiefer Entspannung.

Wandere nun mit deiner Aufmerksamkeit in den Bereich deines Herzens und spüre, wie dein Herz ganz selbstverständlich von allein schlägt und immer frisches Blut mit jedem Herzschlag in deine Adern pumpt.

Atme. Lass deinen Atem ganz in seinem eigenen Rhythmus fließen und folge ihm, wie er beim Einatmen in deine Lungen strömt, während sich deine Bauchdecke leicht hebt und beim Ausatmen wieder senkt.

Lenke nun deine Aufmerksamkeit auf deine Schultern, deine Arme und deinen Nacken. Spüre, wie dein Kopf von der Unterlage getragen wird, so dass du ihn noch ein wenig mehr loslassen kannst. So können auch deine Nackenmuskulatur, deine Schultern und deine Arme entspannen. Spüre, wie die Wärme sich auch dorthin auf angenehme Weise ausbreitet und für noch mehr Entspannung bis in die Fingerspitzen sorgt.

Während du meiner Stimme folgst, entspannt sich dein Körper immer tiefer.

Entspanne nun auch deine Kopfhaut, deine Stirn, die kleinen Muskeln um deine Augen und deinen Kiefer. Lass deinen Atem sanft fließen.

Stell dir nun vor, wie sich eine schützende Hülle um dich herum entwickelt. Dies kann so etwas wie eine transparente Schale sein, eine Lichthülle, was immer du dir vorstellen kannst und was dir angenehm ist. Lass sich diese Hülle ganz von selbst entwickeln oder stelle sie dir einfach vor. Es können Bilder entstehen oder auch ein Gefühl. Dies kann ein Gefühl sein, wie es Babys im Mutterleib erleben, wo sie absolut sicher behütet und mit allem versorgt sind. Diese Hülle sorgt dafür, dass du dich in ihr gut aufgehoben fühlen kannst. Sie schützt dich und gibt dir Halt und Geborgenheit. Mach es dir in deiner Hülle so richtig gemütlich, so dass du dich vollkommen entspannen kannst. Hier darfst du ausruhen und einmal ganz für dich und geschützt sein.

Ruh dich aus, entspanne und erhole dich von all den Strapazen der letzten Monate und Jahre, in denen du so stark sein musstest. Jetzt bist du sicher und kannst einmal all das endlich loslassen. Sollten Tränen fließen wollen, so erlaube sie dir. Du warst so tapfer und sie sind ein Zeichen dafür, dass du dich nun fallen lassen kannst und nicht länger tapfer sein musst.

Fühl dich beschützt und sicher geborgen. Alles ist gut.

Entspannungsphase

Und dann komm allmählich mit deiner Aufmerksamkeit hierher zurück in diesen Raum. Nimm deine Unterlage wahr, spüre deinen Körper, bewege deine Beine und Arme, recke und strecke dich und nimm drei tiefe Atemzüge, bevor du dann sanft deine Augen öffnest. Du fühlst dich jetzt ganz erfrischt und voller Energie.

Meditation zur Desensibilisierung

Setze oder lege dich hin, so wie es dir angenehmer ist.

Dann schließe deine Augen und erlaube dir, noch ein wenig tiefer in die Unterlage zu sinken.

Lasse alle Muskeln los, denn du bist jetzt sicher getragen.

Nimm drei bis vier tiefe Atemzüge.

Wenn Gedanken auftauchen, so beobachte sie ruhig einen Moment, und dann folge wieder meiner Stimme, die dich begleiten wird.

Du bist absolut sicher hier in diesem Raum, auf deinem Ruheplatz.

Mit jedem Ausatmen entspannst du noch ein wenig mehr.

Lenke nun deine Aufmerksamkeit auf deine Füße und sende deinen Atem dorthin. Dann wandere in deiner Vorstellung ganz langsam an deinen Beinen entlang bis zu deinem Gesäß und lasse nach und nach alle Spannung in den Beinen los. Gesäß, Beine und Füße können nun ausruhen. Spüre, wie sich eine angenehme Wärme in diesem Bereich ausbreitet.

Und dann erlaube dieser Wärme, sich bis in deinen Rücken hinauf zu bewegen und dort auch alle Muskeln zu entspannen. Lass dich von der Unterlage tragen, auf der du sitzt oder liegst. Du brauchst nun nichts mehr zu halten.

Spüre deinen Bauch und stell dir vor, wie die Sonne auf ihn scheint und ihn erwärmt. Auch deine Bauchdecke ist gelöst und alle Bauchorgane erhalten mehr Raum, so dass sie so ihrer jeweiligen Funktion leichter nachgehen können.

Hörst du Geräusche aus deinem Bauchraum, so ist dies ein Zeichen tiefer Entspannung.

Wandere nun mit deiner Aufmerksamkeit in den Bereich deines Herzens und spüre, wie dein Herz ganz selbstverständlich von allein schlägt und immer frisches Blut mit jedem Herzschlag in deine Adern pumpt.

Atme. Lass deinen Atem ganz in seinem eigenen Rhythmus fließen und folge ihm, wie er beim Einatmen in deine Lungen strömt, während sich deine Bauchdecke leicht hebt und beim Ausatmen wieder senkt.

Lenke nun deine Aufmerksamkeit auf deine Schultern, deine Arme und deinen Nacken. Spüre, wie dein Kopf von der Unterlage getragen wird, so dass du ihn noch ein wenig mehr loslassen kannst. So können auch deine Nackenmuskulatur, deine Schultern und deine Arme entspannen. Spüre, wie die Wärme sich auch dorthin auf angenehme Weise ausbreitet und für noch mehr Entspannung bis in die Fingerspitzen sorgt.

Während du meiner Stimme folgst, entspannt sich dein Körper immer tiefer.

Entspanne nun auch deine Kopfhaut, deine Stirn, die kleinen Muskeln um deine Augen und deinen Kiefer. Lass deinen Atem sanft fließen.

Stell dir nun vor, wie sich eine schützende Hülle um dich herum entwickelt. Dies kann so etwas wie eine transparente Schale sein, eine Lichthülle, was immer du dir vorstellen kannst und was dir angenehm ist. Lass sich diese Hülle ganz von selbst entwickeln, oder stelle sie dir einfach vor. Es können Bilder entstehen oder auch ein Gefühl. Dies kann ein Gefühl sein, wie es Babys im Mutterleib erleben, wo sie absolut sicher behütet und mit allem versorgt sind. Diese Hülle sorgt dafür, dass du dich in ihr gut aufgehoben fühlen kannst. Sie schützt dich und gibt dir Halt und Geborgenheit. Mach es dir in deiner Hülle so richtig gemütlich, so dass du dich vollkommen entspannen kannst. Hier darfst du ausruhen und einmal ganz für dich und geschützt sein.

Ruh dich aus, entspanne und erhole dich von all den Strapazen der letzten Monate und Jahre, in denen du so stark sein musstest. Jetzt bist du sicher und kannst einmal all das endlich loslassen. Sollten Tränen fließen wollen, so erlaube sie dir. Du warst so tapfer, und sie sind ein Zeichen dafür, dass du dich nun fallen lassen kannst und nicht länger tapfer zu sein brauchst.

Fühl dich beschützt und sicher geborgen. Alles ist gut.

Entspannungsphase

Stell dir nun vor, wie du von deinem sicheren Ort aus, umhüllt von deiner sicheren Schale, auf eine Art Kinoleinwand schauen kannst. Sie ist weit genug von dir entfernt, so dass du ganz entspannt die Bilder von deinem Platz aus betrachten kannst. Auf der Leinwand siehst du das Meer und den Strand irgendwo im Süden, wo es schön warm ist.

Dort siehst du zwei spielende Kinder am Strand. Es sind wenige Menschen dort. Die beiden Kinder bauen eine Sandburg. Sie genießen die angenehme Wärme und das Spiel an der frischen Luft. Sie sind ganz vertieft in ihr Bauwerk und lassen fasziniert nassen Sand aus den Gräben durch ihre Hände auf ihre Burg tropfen, woraus sich wundervolle Verzierungen bilden. Dein Blick wandert entspannt in die Umgebung und auf das Meer. Du siehst die Wellen, wie sie eine nach der anderen auf den Strand rollen. Du hörst das Geräusch der leichten Brandung und erholst dich noch ein wenig mehr. Dein Blick führt dich zurück zu den Kindern, und dann siehst du einen kleinen, flauschigen Hund zusammengerollt neben ihnen liegen. Er schläft, während sie weiter im Sand buddeln. Eines der Kinder dreht sich zu diesem Hund um und berührt ihn liebevoll. Maja, so heißt die Hündin, lässt sich auf die Seite rollen und genießt die Streicheleinheiten des Kindes sehr. Das Kind legt sich zu Maja und krault seinen Kopf, während die Hündin die Augen fest geschlossen hat und die Zuwendung mit einem tiefen Seufzer beantwortet und dann wieder weiterschläft. Ihre Atmung ist tief und regelmäßig und dann beginnen ihre Pfoten leicht zu zucken. Die Kinder erkennen, dass ihre Hündin träumt. So legt sich auch das andere Kind zu Maja und alle drei schlafen zusammengekuschelt ein, während die warme Meeresbrise über sie streicht. Die Mutter kommt herüber und deckt ein dünnes Tuch über die Kinder und Maja zum Schutz vor der Sonne. Sie bleibt ganz in der Nähe sitzen, damit die drei nicht gestört werden und sicher schlafen können.

Wenn dir dein bisheriger Abstand angenehm ist, dann gönn auch du dir nun hier an deinem Ort ein kleines Schläfchen.

Solltest du dich lieber dem gemütlichen Schlafplatz der Kinder und Maja am Strand nähern wollen, so kannst du auch dies in deiner Vorstellung tun und in der Nähe ein Tuch für dich ausbreiten, auf dem du dich niederlassen kannst.

Schau dabei einfach, mit welchem Abstand du dich am wohlsten fühlst, und dann leg dich auf dein Tuch in den warmen Sand und ruhe aus.

Du hörst das Meeresrauschen, spürst die Sonne auf deiner Haut und wirst vom warmen Sand getragen.

Erinnere dich beim Ausruhen daran, dass deine sichere Schale dich auch hier weiterhin als Schutz umhüllt, ganz gleich, wohin du dich auch bewegst, so dass du dich jederzeit ganz sicher fühlen kannst. Für die nächste Stunde werden die Kinder und Maja weiter schlafen.

Hier ist es jetzt absolut ruhig.

Der perfekte Ort zum Entspannen.

Entspannungsphase

Und dann komm allmählich mit deiner Aufmerksamkeit hierher zurück in diesen Raum. Nimm deine Unterlage wahr, spüre deinen Körper, bewege deine Beine und Arme, recke und strecke dich und nimm drei tiefe Atemzüge, bevor du sanft deine Augen öffnest. Du fühlst dich jetzt ganz erfrischt und voller Energie.

Danksagung

Birgit:

Meine Dankbarkeit gilt zunächst den wunderbaren Fellnasen, die ich so sehr liebe. Hunde sind meine große Leidenschaft und ich möchte mir ein Leben ohne sie gar nicht vorstellen. Daher bin ich insbesondere meinen Hunden dankbar, die mich in meinem Leben und meinem Arbeitsalltag begleiten. Mit ihrer Natürlichkeit und ihrer liebevollen Art haben sie schon so viele Menschen verzaubert und mit Leichtigkeit dazu beigetragen, dass Ängste sich in kurzer Zeit in Luft aufgelöst haben.

Ich danke meinen Klienten zutiefst für ihr Vertrauen und freue mich so sehr mit ihnen, dass ihre Leben heute viel leichter und erfüllter sind und sie ihre Angst vor Hunden für immer verabschieden konnten.

Sonja, als eine von ihnen, danke ich für die inspirierende und grandiose Zusammenarbeit bei unserem gemeinsamen Hilfsprojekt - diesem Buch. Es hat unglaublich viel Spaß gemacht, es mit ihr zusammen zu schreiben. Ich hoffe, dieses Buch wird dazu beiragen, dass andere Betroffene die Hürde, in eine Therapie zu gehen, vielleicht leichter nehmen können.

Sonja:

Ein großer Dank geht an meine Tochter Karla, die mir von klein auf vorgelebt hat, dass sie Hunden und allen Tieren auf dieser Welt angstfrei begegnen kann und will, weil sie gerne in ihrer Nähe ist. Und zugleich bedanke ich mich bei meinem Sohn, der mir mit einer großen Geduld auf die natürlichste Art und Weise immer wieder einen Spiegel vorgehalten hat: einen Spiegel, in dem ich meine Angst vor Hunden sah. Erst Justus hat mich dazu gebracht, den Wunsch und den Mut zu entwickeln, diese Angst vor Hunden endlich zu überwinden und hinter mir zu lassen. Er hat mir aber nicht nur meine Angst gezeigt, wunderbarerweise haben beide Kinder in mir auch die nötige Vorstellungskraft geweckt. Als Mutter erlebte ich täglich, wie ihnen als Kindern in unserer Welt rein gar nichts unmöglich erschien. Was für eine Inspiration! Und sie haben recht: Genau so ist es auch! Danke, Justus und Karla!

Ein Riesendankeschön geht natürlich auch an das ganze Team! Alleine hätte ich mich von der Angst nicht befreien können. Das wäre ohne meine Therapeutin Birgit, die mich im ersten Telefonat gleich sanft um den Finger gewickelt hat, und ohne ihren Linus und ihren Merlin, meine vierbeinigen, geduldigen Trainer, nicht möglich gewesen. Danke für euren professionellen und zugleich liebevollen Einsatz! Danke, dass ihr mir den Weg bereitet habt, die richtigen Schritte nach vorne zu gehen. Nur mit euch an meiner Seite konnte ich so weit kommen – und endlich befreit leben!

Es war ein Glücksfall, dass ich mit Birgit nach der Therapie sogar ein neues gemeinsames Ziel verfolgen konnte: dieses Buch zu entwickeln und in einer wunderbaren Zusammenarbeit gemeinsam zu schreiben. Mit ihr und ihrer positiven Energie war es eine Freude, unsere Idee und Herzensangelegenheit Schritt für Schritt in die Tat umzusetzen. Danke!

Birgit und Sonja:

Wir bedanken uns bei allen Menschen, ob mit oder ohne Angst vor Hunden, die uns bei der Entstehung des Buches begleitet, durch ihren konstruktiven kritischen Blick unterstützt und unsere Arbeit mit eigenen Erfahrungen und Berichten bereichert haben.

Bildnachweise

© www.photo-grafik-gemmel.de: S. 9, S. 122–130

© www.fotolia.com: S. 54/61/69: fotofrank; S. 54/62/69: DoraZett, otsphoto; S. 55/62/70: farbkombinat; S. 55/63/70 Sabrina Wobith; S. 56/63/71: manushot; S. 56/64/71: mexitographer; S. 57/64/71: dashabelozerova; S. 57/58/65/72/73: Eric Isselée, Picture news, oksix; S. 58/66/73: otsphoto; S. 59/66/74: Bojan; S. 59/67/74: chalabala; S. 60/67/75: Piotr Wawrzyniuk; S. 60/68/75: Tierfoto-Graf

© Klienten: S. 143, S. 144, S. 153, S. 155

Über Birgit Rusche-Hecker

Birgit Rusche-Hecker (Jg. 1967)

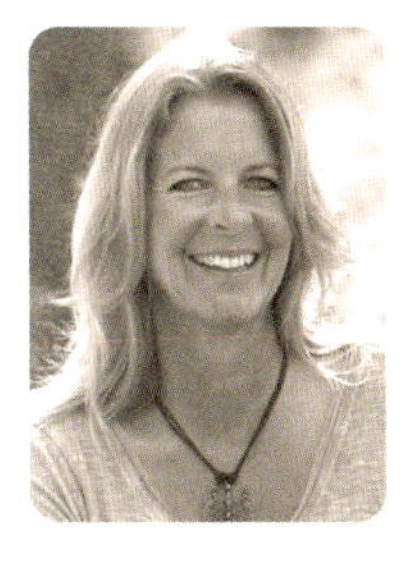

ist systemische Familientherapeutin und Heilpraktikerin für Psychotherapie. Seit 2003 ist sie in eigener Praxis tätig. Der Schwerpunkt ihrer Arbeit sind die Mensch-Tier-Beziehungen, die sie bereits seit ihrer Kindheit intensiv beobachtet und erforscht. Mit ihrem speziell auf Hundephobie-Klienten abgestimmten Therapiekonzept hat sie gemeinsam mit ihrem vierbeinigen Team viele Menschen auf dem Weg in ein freies Leben ohne Angst begleiten dürfen.

Eine verständnisvolle Begleitung ihrer Klienten sowie ein sicherer Rahmen, in dem Heilung geschehen kann, sind ihr sehr wichtig. Ihr vielseitiges Know-how therapeutischer Methoden, gepaart mit viel Einfühlungsvermögen und einer frischen Prise Humor, lässt die Therapie bei Birgit Rusche-Hecker zu einem angenehmen Wachstumsprozess werden, der die Lust und die Neugierde ihrer Klienten auf sich selbst und ihre eigene Heilung weckt.

www.seelenhunde.de

Tiere besitzen eine Kraft,
die es ihnen ermöglicht,
auf ganz besondere Weise
unsere Seele zu berühren.

Birgit Rusche-Hecker (2003)

Über Sonja Macke

Sonja Macke (Jg. 1974)

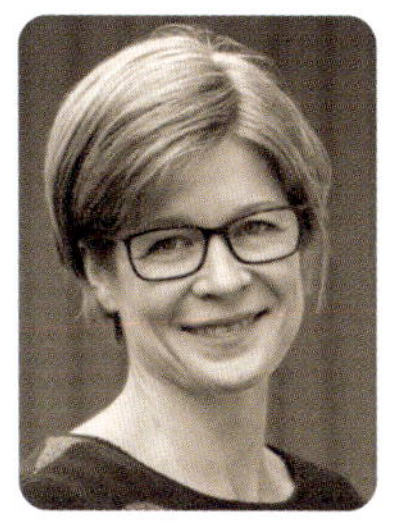

arbeitet selbstständig als wissenschaftliche Redakteurin im Umweltbereich. Sie blickt auf eine akademische Ausbildung zurück, und der Schritt, eine Therapie gegen ihre Angst vor Hunden zu beginnen, war der erste Punkt in ihrem Leben, an dem ihr bewusst wurde: "Ich brauche Hilfe! Alleine schaffe ich das nicht." Ihre tierischen Erfahrungen im Kindesalter sammelte Sonja mit Bubi, einem Wellensittich, der nicht sehr alt wurde, und mit Katschie, einer Schildkröte, die ihr zulief, als Sonja etwa zwölf Jahre alt war. Hunde jedoch versetzten sie regelmäßig in Panik. Mit dieser Angst hatte sie sich aber über die Jahre arrangiert.

So gut es ging, machte sie einen möglichst großen Bogen um die Tiere ... bis sie als Mutter von zwei Kindern spürte, dass ihr Wunsch, diese Angst nicht weitergeben zu wollen, noch größer war als die Angst vor den Hunden.

Weiterführende Informationen zu Büchern, Autoren und den Aktivitäten des Silberschnur Verlages erhalten Sie unter: **www.silberschnur.de**

Natürlich können Sie uns auch gerne den **Antwort-Coupon** aus dem beiliegenden Lesezeichenflyer zusenden.

Ihr Interesse wird belohnt!

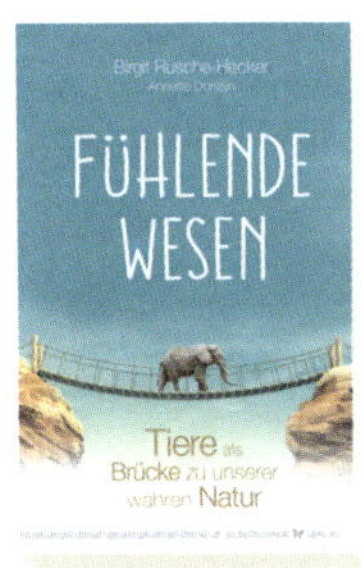

232 Seiten, broschiert
ISBN 978-3-89845-590-9
€ [D] 18,95

Birgit Rusche-Hecker & Annette Dorstijn

Fühlende Wesen

Tiere als Brücke zu unserer wahren Natur

Mit diesem Buch erkennen wir unser Bewusstsein für uns selbst und die Welt um uns herum. Wir erfahren, wie es gelingen kann, unsere Verbundenheit mit uns selbst und anderen fühlenden Wesen wiederherzustellen und zu spüren, welch wichtige, hilfreiche Begleiter unsere Mitgeschöpfe, die Tiere, auf diesem Weg sind.
Eine Inspiration für Menschen, die sich auf den Kern ihres Seins zurückbesinnen und ihren Teil zum persönlichen sowie zum Wohl der Tiere beitragen möchten.

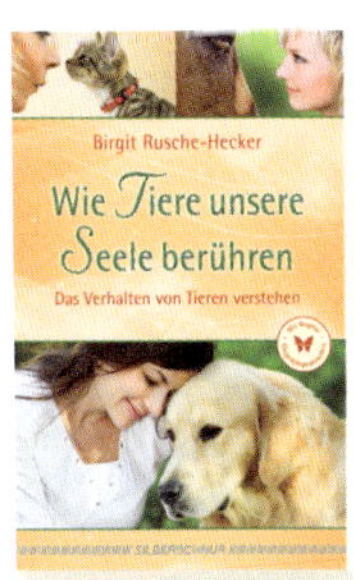

160 Seiten, broschiert
ISBN 978-3-89845-359-2
€ [D] 12,90

Birgit Rusche-Hecker

Wie Tiere unsere Seele berühren

Das Verhalten von Tieren verstehen

Die Tierkommunikatorin Birgit Rusche-Hecker lässt die Tiere selbst zu Wort kommen und beantwortet Fragen wie: Wie – und vor allem was – nehmen Tiere wahr? Wie gehen sie damit um, und wie können wir Menschen unsere Tiere entlasten? Sie zeigt auch, wie wir selbst kranken oder traumatisierten Tieren helfen können, wenn wir lernen, ihre Botschaften zu verstehen.

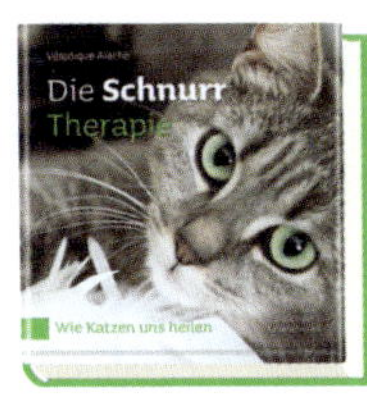

180 Seiten, durchgehend farbig, inklusive CD, Flexocover
ISBN 978-3-89845-408-7
€ [D] 19,95

Véronique Aïache

Die Schnurr-Therapie

Wie Katzen uns heilen

Katzenschnurren – eine wohltuend sanfte Therapie.
Jeder kennt das sanfte und beruhigende Schnurren einer Katze, dieses so angenehme Geräusch, das Wohlbehagen und Wärme verbreitet. Die französische Autorin Véronique Aïache zeigt, warum das Schnurren – die überwiegend monotonen Wellen, die vom geheimnisvollen Brummton der Katze ausgehen – eine wohltuende Wirkung auf Körper und Seele hat.

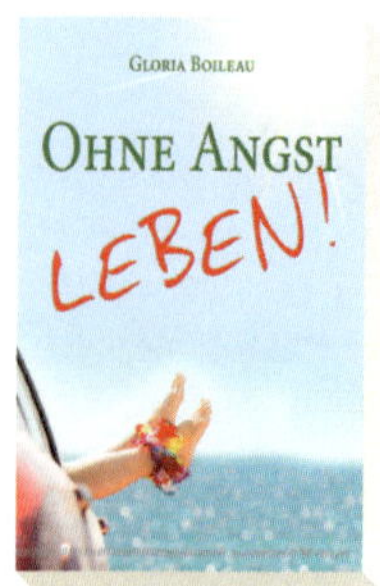

256 Seiten, broschiert
ISBN 978-3-89845-424-7
€ [D] 16,95

Gloria Boileau

Ohne Angst leben!

Ein bekanntes Sprichwort sagt: »Die Angst macht den Wolf größer, als er ist.« Dieses Buch verwandelt den imaginären Wolf in ein Schoßhündchen – und wenn Sie die vorgestellten Methoden verinnerlichen, werden Sie besser für Ihr Leben gerüstet sein und negative Denkmuster ausmerzen können. Einige von Ihnen werden beschließen, ein anderer Mensch zu werden, andere werden sich einfach nur besser fühlen. Diese Reise Ihres Selbst wird aber auf jeden Fall erhebend und erhellend sein. Sie werden dabei an Gewicht verlieren – vielleicht nicht körperlich, aber das »Päckchen«, das Sie gerade zu tragen haben, wird sich auflösen.

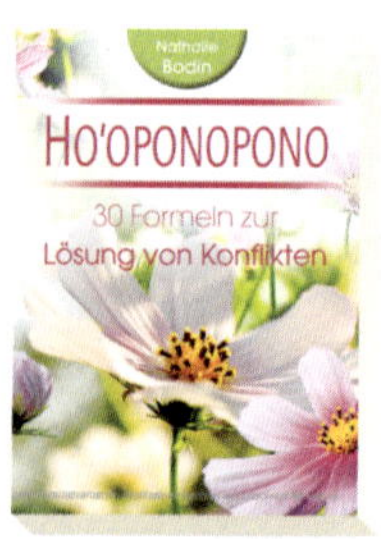

152 Seiten, mit Abbildungen, 4-fbg., Klappenbroschur
ISBN 978-3-89845-437-7
€ [D] 14,95

Nathalie Bodin

Ho'oponopono

30 Formeln zur Lösung von Konflikten

Entdecken Sie Ho'oponopono ganz praktisch für Ihren Alltag. Nathalie Bodin konzentriert sich auf das Wesentliche im hawaiianischen Vergebungsritual: die Lösung von Konflikten, wie dies in seinen historischen Anfängen der Fall war. Sie hat das ursprüngliche Ritual wiederaufgegriffen und an das moderne westliche Leben angepasst. Sie bringt uns Ho'oponopono nahe, indem sie uns an 30 alltäglichen Situationen zeigt, wie wir Konflikte erfolgreich mit der Energie des Verzeihens und des Reinigens auflösen können. Entdecken Sie Weisheit des Ho'oponopono, die, auch auf jeden Konflikt in Ihrem Leben anwendbar ist!

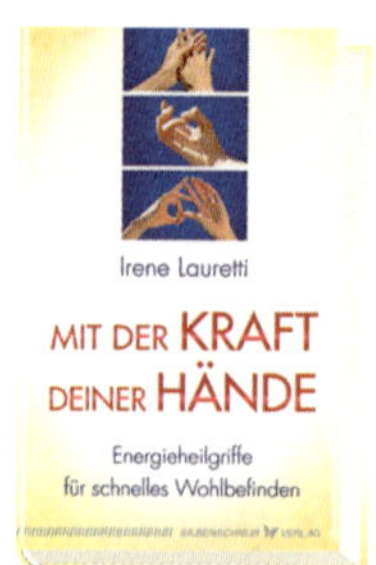

128 Seiten, 4-farbig, wattiert, gebunden
ISBN 978-3-89845-499-5
€ [D] 12,95

Irene Lauretti

Mit der Kraft deiner Hände

Energieheilgriffe für schnelles Wohlbefinden

Stärken Sie schnell und effektiv Ihre Gesundheit, lindern Sie Beschwerden und füllen Sie Ihre Energiereserven auf. Durch sanftes Halten der Finger und Berühren bestimmter Energiepunkte am Körper erreichen Sie jeden Bereich Ihres Seins. Die Heilgriffe aus diesem Buch geben Ihnen genau das, was Ihr Körper und Ihre Seele gerade benötigen!
Erreichen Sie ab sofort einfach und schnell mehr Wohlbefinden, Gesundheit und Vitalität!

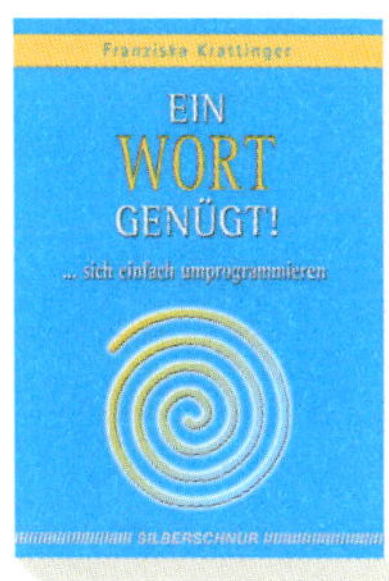

160 Seiten, broschiert
ISBN 978-3-89845-152-9
€ [D] 10,90

Franziska Krattinger

Ein Wort genügt!

... sich einfach umprogrammieren

Schalten Sie einfach um! – Manchmal genügt ein einziges Wort, um verborgene Haltungen ans Licht zu bringen oder Einstellungen zu ändern. Dabei gibt es spezielle Worte, die gleichsam eine magische Wirkung haben, da sie die Schlüssel zu unserem Unterbewusstsein sind: Schaltworte.
Schalten Sie einfach um – und beobachten Sie die Veränderungen in Ihrem täglichen Leben, ohne dass Sie bewusst daran denken oder eine Vorstellung der Lösung haben müssen. Nutzen Sie die Kraft, eine Situation augenblicklich im besten und idealen Sinn zu verändern.

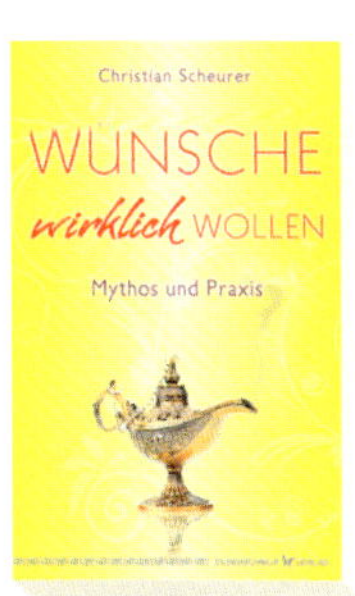

184 Seiten, broschiert
ISBN 978-3-89845-446-9
€ [D] 12,95

Christian Scheurer

Wünsche wirklich wollen

Mythos und Praxis

Das Schlüsselbuch zur Wunscherfüllung
Wir alle haben Wünsche, die wir gerne erfüllt sehen würden. Doch die wenigsten von uns bekommen, was sie beim Universum bestellt haben. Erfolgscoach Christian Scheurer geht in diesem Buch auf die Nichterfüllung von Wünschen ein und zeigt, welche Elemente der Verwirklichung unserer Wünsche im Weg stehen. Auf einzigartig lockere Art und Weise zeigt er, wie jeder das Kunststück hinbekommt, diese Hindernisse auszuräumen – wenn er es nur richtig angeht.

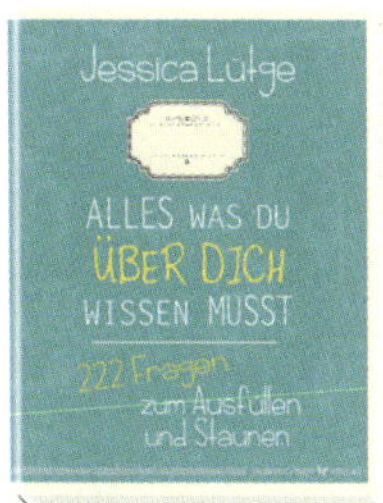

128 Seiten, 2-farbig, Flexocover
ISBN 978-3-89845-584-8
€ [D] 12,95

Dr. Jessica Lütge

Alles, was du über dich wissen musst

222 Fragen zum Ausfüllen und Staunen

Jeder von uns hat in seinem Leben schon unzählige unwichtige Fragen beantwortet. Doch was ist mit den wirklich wichtigen Fragen? Denen, die tiefer gehen, die zeigen, was uns ausmacht und wer wir tatsächlich sind?
Jessica Lütge hat 222 Fragen formuliert, deren Antworten erstaunliche Selbsterkenntnisse zutage fördern. Man lernt sich so von einer Seite kennen, die einem bisher verborgen blieb.
Entdecke dein neues Leben und sei neugierig, was in der nächsten Zeit alles passiert.

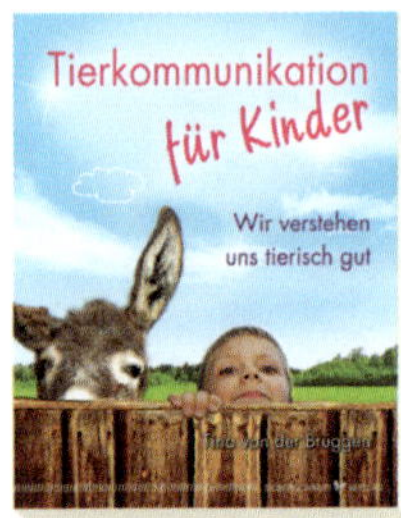

144 Seiten, illustriert, 2-farbig, broschiert
ISBN 978-3-89845-391-2
€ [D] 14,95

Tina von der Brüggen

Tierkommunikation für Kinder

Wir verstehen uns tierisch gut

Die Tierkommunikatorin Tina von der Brüggen lädt Sie in diesem wunderschön illustrierten Buch ein, gemeinsam mit Ihrem Kind zu lernen, mit Tieren zu sprechen. In dieser leicht verständlichen, spielerischen Einführung in die Kunst der Tierkommunikation lernt Ihr Kind, die Bedürfnisse der Tiere besser zu verstehen und dadurch Liebe und Respekt für sie zu entwickeln.

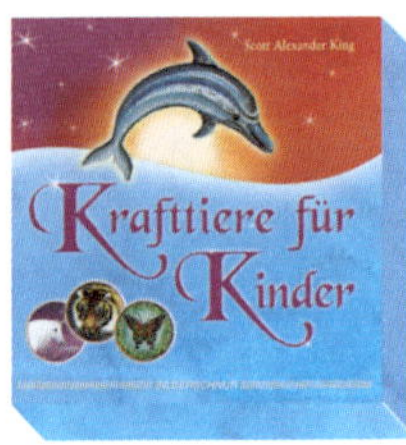

45 runde, farbige Karten, Ø 10 cm, mit Begleitbuch, 160 Seiten, broschiert, in Box
ISBN 978-3-89845-363-9
€ [D] 18,90

Scott Alexander King

Krafttiere für Kinder

Ein Kind in unserer modernen Welt zu sein, kann manchmal schwierig sein, wenn man eine wichtige Entscheidung treffen muss, es einem nicht gut geht oder man traurig ist. Wie schön, wenn man dann einen Freund hat, mit dem man reden kann, der zuhört und hilft. Krafttiere sind diese liebevollen Freunde, die dich unterstützen, dir helfen und dich beraten.
In der gesamten Menschheitsgeschichte glaubten die alten Kulturen, dass wir mit den Tieren kommunizieren und von ihnen lernen können. Sie wussten, dass jedes Tier individuelle Weisheiten lehrt, die unser Leben bereichern und vorantreiben, wenn wir uns auf einen Austausch einlassen.

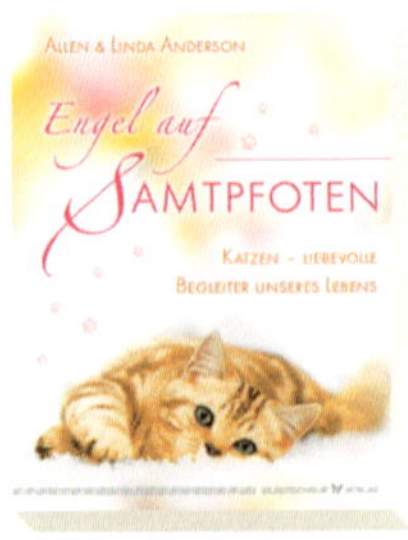

192 Seiten, 2-farbig, broschiert
ISBN 978-3-89845-439-1
€ [D] 14,95

Allen & Linda Anderson

Engel auf Samtpfoten

Katzen – liebevolle Begleiter unseres Lebens

Katzenliebhaber wissen: Mit einer Katze zu leben bedeutet, unendliche Zuneigung durch diese warmherzigen und liebevollen Wesen zu erfahren.
Katzen sind wahre Engel auf Samtpfoten, die – wie Linda & Allen Anderson beweisen – eine ganz besondere Gabe haben, auf menschliche Bedürfnisse einzugehen. Sie spüren, wenn wir Trost brauchen, stehen uns bei, wenn es uns schlecht geht, und bringen uns mit ihren unvergleichlichen Kapriolen zum Lachen.